Taschenbücher Allgemeinmedizin
Die Allgemeinpraxis

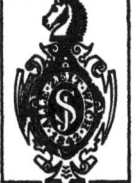

Die Allgemeinpraxis

Organisationsstruktur
Gesundheitsdienste
Soziale Einrichtungen

Von P. Brandlmeier · R. Eberlein
H. J. Florian · U. Franz · F. Geiger
H. Haack · F. Härter · H. Pillau · M. Pilz
O. Scherbel · W. Segerer · H. Sopp

Bandherausgeber P. Brandlmeier

Mit 31 Abbildungen

Springer-Verlag
Berlin · Heidelberg · New York 1974

ISBN-13:978-3-540-06700-9   e-ISBN-13:978-3-642-80828-9
DOI: 10.1007/978-3-642-80828-9

Das Werk ist urheberrechtlich geschützt. Die dadurch begründeten Rechte, insbesondere die der Übersetzung, des Nachdruckes, der Entnahme von Abbildungen, der Funksendung, der Wiedergabe auf photomechanischem oder ähnlichem Wege und der Speicherung in Datenverarbeitungsanlagen bleiben, auch bei nur auszugsweiser Verwertung, vorbehalten.
Bei Vervielfältigungen für gewerbliche Zwecke ist gemäß § 54 UrhG eine Vergütung an den Verlag zu zahlen, deren Höhe mit dem Verlag zu vereinbaren ist.
Die Wiedergabe von Gebrauchsnamen, Handelsnamen, Warenbezeichnungen usw. in diesem Werk berechtigt auch ohne besondere Kennzeichnung nicht zu der Annahme, daß solche Namen im Sinne der Warenzeichen- und Markenschutz-Gesetzgebung als frei zu betrachten wären und daher von jedermann benutzt werden dürften.
© by Springer-Verlag Berlin · Heidelberg 1974
Softcover reprint of the hardcover 1st edition 1974
Library of Congress Catalog Card Number 74-6698
Herstellung: Gebr. Parcus KG, 8000 München

Inhalt

Verzeichnis der Mitarbeiter X

Paul Brandlmeier
Die Begriffe Praktischer Arzt und Allgemeinarzt 1

Paul Brandlmeier
Die Rolle der Allgemeinmedizin bei der Versorgung der Bevölkerung mit ärztlichen Diensten 4
Literatur 10

Paul Brandlmeier
Das Krankengut in der Allgemeinpraxis 11
Einteilung nach „leicht", „chronisch" und „schwer" . . . 13
Einteilung nach Krankheitsgruppen 14
Zusammensetzung des Krankengutes nach Fächern . . . 15
Prospektive Errechnungen aus Durchschnitten 15
Zahl der Diagnosen pro Patient 16
Literatur 17

Rosemarie Eberlein
Der Zeitbedarf in der ärztlichen Allgemeinpraxis 18
Literatur 22

Ulrich Franz
Die Führung der Patientenkartei 23
Die räumliche Anordnung der Aufzeichnungen 24
Literatur 27

Paul Brandlmeier
Hilfen für die Schnell-Dokumentation 28
Stempelsätze 28

Ideogramme 30
Literatur 31

Helmut Pillau

Karteisysteme für die Allgemeinpraxis 32
Karteiformen 32
Karteiblattsorten 32
Ordnungsprinzipien 33
Signalisierungshilfen 33
Praktische Hinweise 35
Bezugsquellen 36

Paul Brandlmeier

Rechtliche Fragen zur Karteiführung 37

Paul Brandlmeier

Arzt und Sozialversicherung 38
Krankenkassen 39
Berufsgenossenschaften 40
Landesversicherungsanstalten 40

Helmut Sopp

Die Krankschreibung – Umfang und Bedeutung 42
Krankenstand nach Bundesländern 43
Krankenstand und Jahreszeit 43
Werksspezifischer Krankenstand 44
Gruppenspezifischer und personentypischer Krankenstand . 46
Die Krankschreibung als therapeutische Maßnahme . . . 48

Oskar Scherbel

Berufsunfähigkeit und Erwerbsunfähigkeit infolge Krankheit 50
Begriffsbestimmungen 50
Gesetzliche Grundlagen 52
Der Antrag auf Berentung 54
Die Versicherungsträger für Renten 55

Paul Brandlmeier

Einleiten von Maßnahmen der Rehabilitation 56
Medizinische Hilfe 57
Berufliche Hilfe 57

Soziale Hilfe 57
Aufklärungspflicht 58
Zahlenangaben und weitere Hinweise 58
Literatur 59

Georg Härter

Die Zusammenarbeit zwischen Allgemeinarzt und Facharzt . 60
Indikationen für Überweisungen 62
Verwaltungsbestimmungen 62
Die häufigsten Fehler bei Überweisungen 62
Möglichkeiten und Wünsche bei Überweisungen 63
Literatur 63

Marius Pilz

Einweisung in stationäre Behandlung 64
Einweisungsgründe 64
Psychologische Probleme bei der Einweisung 65
Einweisungshäufigkeiten 65
Der Zeitverlust bei Einweisungen 66
Der Einweisungsbrief 66
Fehler bei der Einweisung oder Entlassung 68
Gesetzliche Bestimmungen 69
Empfehlungen ärztlicher Organisationen 69
Literatur 69

Marius Pilz

Zusammenarbeit zwischen Allgemeinarzt und Amtsarzt . . 70
Persönliche Meldepflicht 70
Meldepflicht für Infektionskrankheiten 70
Meldepflicht für Pockenimpfungen 70
Meldepflicht bei irreparablen Körperschäden 71
Leichenschau 72
Verwahrungsgesetz 73

Heinz Haack

**Zusammenarbeit des Allgemeinarztes mit Seelsorger,
Gemeindeschwester und caritativen Verbänden** 74
Zusammenarbeit mit dem Seelsorger 74
Zusammenarbeit mit der Gemeindeschwester 75
Zusammenarbeit mit den caritativen Verbänden 75

Fritz Geiger

Die Hauspflege des chronisch Kranken 77
Pflegepersonal 78
Organisationen für Hauskrankenpflege 79
Aufgaben bei der Hauskrankenpflege 80
Hilfsmittel (Gerät) 81
Vordrucke zur Überwachung der Behandlung im Hause . 83
Literatur 85

Paul Brandlmeier

Der Unheilbare und Sterbende in der Allgemeinpraxis 86
Literatur 91

Paul Brandlmeier

Der ansteckend Kranke zu Hause 92
Begriffsbestimmungen 92
Ansteckende Erkrankungen, die überwiegend zu Hause behandelt werden 93
Ansteckende Erkrankungen, die üblicherweise eingewiesen werden 96
Ansteckende Erkrankungen, die stationär eingewiesen werden müssen 97

Paul Brandlmeier

Impfplan 99
Zeitabstände zwischen Schutzimpfungen 99
Dokumentation von Impfungen 101
Kontraindikationen für Impfungen 101
Literatur 102

Wolfgang Segerer

Der Gastarbeiter als Patient 103
Sprachhelfer 113
Literatur 115

H. J. Florian

Die Berufskrankheitenverordnung 116
Definition 116
Berufskrankheitenliste nach 7. BKVO 117

Versicherte Personen und Versicherungsfälle 119
Anzeigepflicht 119
Information 121
Statistik 121

H. J. Florian

Der niedergelassene Arzt im betriebsärztlichen Dienst . . . 123
Rechtsgrundlagen 123
Rechtsstellung des Betriebsarztes 123
Berufsbild, Aufgabenstellung 125
Werksgesundheitsdienst 127
Einstellungsuntersuchung 128

Sachverzeichnis 130

Verzeichnis der Mitarbeiter

Dr. P. Brandlmeier
D-8000 München 90
Eslarner Straße 30

Dr. Rosemarie Eberlein
Medizinische Poliklinik
D-8000 München 15
Pettenkoferstr. 8a

Dr. H. J. Florian
D-8000 München 70
Hofmannstraße 51

Dr. U. Franz
D-7456 Geislingen über Balingen
Alleenstraße 29

Dr. Dr. F. Geiger
A-6433 Oetz, Tirol

Dr. H. Haack
D-3501 Elgershausen
Saalweg 28

Dr. G. Härter
D-6831 Reilingen-Mannheim
Mozartstraße 10

Dr. H. Pillau
D-8000 München 82
Wasserburger Landstraße 207

Dr. M. Pilz
D-8521 Neukirchen am Brand

Dr. O. Scherbel
D-8520 Erlangen
Löhestraße 14

Dr. W. Segerer
D-8000 München 40
Rümannstraße 61

Dr. H. Sopp
D-4040 Neuss
Im Jagdfeld 43

Paul Brandlmeier

Die Begriffe Praktischer Arzt und Allgemeinarzt

In den deutschsprachigen Ländern sind für den nichtspezialisierten niedergelassenen Arzt verschiedene Bezeichnungen in Gebrauch: Praktischer Arzt, Praktiker, Allgemeinpraktiker und Allgemeinarzt oder Arzt für Allgemeinmedizin. Die offiziellen Bezeichnungen sind „Praktischer Arzt" und „Allgemeinarzt".
Letztere darf nur geführt werden, wenn eine gesetzlich vorgeschriebene Weiterbildungszeit nach der Approbation vorgewiesen werden kann. (In der DDR seit 1961, in der Schweiz seit 1966, in der BRD ab 1968.)

Der Begriff Praktischer Arzt war vor 1700 unbekannt, er bürgerte sich zwischen 1700 und 1800 ein. Die Berufsbezeichnung findet sich erstmals im Medizinaledikt des preußischen Königs Friedrich Wilhelm I. vom 27. 9. 1727. Die Bezeichnung Praktischer Arzt wird auf diejenigen Ärzte angewendet, die Innere Medizin *und* Chirurgie auszuüben begannen, für die damalige Zeit ein Novum. Bis etwa Ende des 18. Jahrhunderts wurde Chirurgie an den Universitäten nicht gelehrt, die Chirurgie lag in den Händen von nichtstudierten Wundärzten und Badern, sie hatten sie als Handwerk erlernt. Die Trennung der ärztlichen Tätigkeit in einen Teil, der an der Universität gelehrt wurde, und in einen zweiten, der wie ein Handwerk bei Meistern erlernt werden mußte, geht auf einen Beschluß des Laterankonzils von 1215 zurück. Seit Anfang des 18. Jahrhunderts empfand man diese Abtrennung immer stärker als einen Mißstand. Gegen die Wiederaufnahme der Chirurgie in die Ausbildung an den Universitäten waren namhafte Vertreter der akademisch ausgebildeten Ärzteschaft, sie hießen um jene Zeit Mediker, nur sie waren „Ärzte". Der kurpfälzische Physikus Rübel (Physikus nannte man diejenigen Mediker, die vom Staat bestellt waren) sagte in einer 1766 in Frankfurt erschienenen Schrift, daß es „wider die Ehre eines Medici ist, gemeine Operationen auszuführen", das heißt zur Ader zu lassen, zu schneiden, zu brennen oder Pflaster aufzulegen. In dem 1746 von Friedrich Hoffmann in Leipzig herausgekommenen „Medicus Politicus" war gefordert, der Arzt solle keine „operationes vulgares" ausführen. Der Hamburger Arzt Reimarus nannte 1781 solche Ansichten allerdings unsinnig. Der Freiburger Professor der Medizin, Mederer, gab 1782 eine Schrift unter dem Titel: „Zwo Reden von der Nothwendigkeit, beide Medizinen, die chirurgische und die klinische, wieder zu vereinigen" heraus und plädierte energisch für die Wiedervereinigung. Die Akademie in Erfurt schrieb 1797 einen Preis aus: „Ist es nötig und ist es möglich, beide Teile der Heilkunst, die Medicin und die Chirurgie, sowohl in ihrer Erlernung wie in ihrer Ausübung wieder zu vereinigen?" Den Preis erhielt Johann Heinrich Jugler; er war zu dem Ergebnis gekommen, die Wiedervereinigung sei notwendig. In zwei anderen Publikationen wurde die Wiedervereinigung ebenfalls befürwortet: A. J. Schütz, „Etwas über die Verbindung der Chirurgie mit der Medizin" und A. Röschlaub, „Über Medizin, ihr Verhältnis zur Chirurgie"; beide erschienen 1802. Zwischen 1750 und 1800 war die Wiedervereinigung in Gang gekommen. Diejenigen Mediker, die sich jetzt auch den Wundversorgungen widmeten und sich manueller Behandlungsmethoden bedienten, nannte man nun Praktische Ärzte,

zum Unterschied von denjenigen Medikern, die am Bisherigen festhielten und keine „manuellen Eingriffe" ausführten; sie blieben Mediker. Das Wort „praktisch" ist hier zu verstehen als Gegensatz zu „theoretisch", die meisten Mediker hatten eine eher theoretische Arbeitsweise, nämlich Auslegung der Schriften aus früheren Jahrhunderten.
F. A. Mai gründete 1780 in Mannheim die „Gesellschaft der Praktischen Ärzte, Wundärzte und Geburtshelfer", es war die später berühmt gewordene Vaterländische Gesellschaft der Ärzte und Naturforscher Schwabens. Mai war vermutlich der erste, der die Bezeichnung Praktischer Arzt für eine wissenschaftliche Gesellschaft verwendete. In einer Prüfungsordnung erscheint das Wort Praktischer Arzt nach Biermann erstmals 1825.

Die Bezeichnungen Allgemeinarzt und Allgemeinpraxis entstehen in den Jahren *nach* dem Zweiten Weltkrieg. Das vorangestellte Wort „Allgemein" taucht zunächst in der Verbindung mit dem Wort „Praxis" auf. Als sich seit Ende der dreißiger Jahre die medizinische Forschung stärker ausdehnte, sprachen die klinisch tätigen Ärzte häufiger von der „Praxis" im Gegensatz zur Forschung. Um die Praxis des Klinikers abzugrenzen gegen die des Praktischen Arztes bürgerte sich allmählich das Wort Allgemeinpraxis ein. Schließlich nannte man den Arzt, der die Allgemeinpraxis ausübt nicht nur mehr Praktiker, sondern Allgemeinpraktiker, später Allgemeinarzt. Das Wort Allgemeinarzt kommt aber erst ab etwa 1965 in Gebrauch. Zwischen 1960 und 1965 kommt für die Art und Weise wie der Allgemeinarzt seine ärztliche Tätigkeit ausübt vereinzelt die Bezeichnung „Allgemeinmedizin" auf, der Begriff führt sich schnell ein, zwischen 1965 und 1969 wird er von berufsständischen Organisationen offiziell übernommen.
Die Forschung über Allgemeinpraxis setzt ab 1948 ein, zuerst in den USA, dann in Canada, schließlich in England und den Commonwealthstaaten und ab 1959 in Europa. Diese Entwicklung war eng gekoppelt an die Gründung von wissenschaftlichen Gesellschaften für Allgemeinpraxis (in den USA 1948 Gründung der American Academy of General Practice, in England 1955 Gründung des College of General Practitioners, für Europa 1959 Gründung der Gesellschaft für praktisch angewandte Medizin, die seit 1973 Societas Internationalis Medicinae Generalis heißt).
Die Einführung der offiziellen Berufsbezeichnung Allgemeinarzt in mehreren Staaten Europas durch ärztliche oder staatliche Institutionen fällt in das Jahrzehnt zwischen 1960 und 1970. In der BRD wurden zwischen 1968 und 1970 die seit 1924 gültigen Facharztordnungen ersetzt durch Weiterbildungsordnungen, in die Weiterbildungsregelungen für Allgemeinärzte aufgenommen wurden. Die hier kurz geschilderte Entwicklung ist eingehend von Engelmeier beschrieben worden.
Nach Evans kommt in England der Name *General Practitioner* ähnlich wie in den deutschsprachigen Ländern Anfang des 19. Jahrhunderts in Gebrauch. Er wird bis heute in England und den meisten Commonwealthstaaten verwendet. In den USA und in Canada wurde die Bezeichnung General Practitioner im

Jahre 1968 ersetzt durch *Family Physician*, zugleich wurde eine Facharztprüfung dafür eingeführt. Im französischen Sprachraum heißt die analoge Berufsbezeichnung *Omnipractitien*, in der französisch-sprachigen Schweiz *medicin generaliste*, im Holländischen *Huisarts*, im Schwedischen *Allmän praktiker*, im Spanischen *Medico generale*. Im Russischen ist die Bezeichnung Praktischer Arzt unbekannt.

Über die Allgemeinpraxis gab die Weltgesundheitsorganisation einen Expertenbericht heraus: Training of the Physician for Family Practice (Report Nr. 257). Darin ist als Definition für den Allgemeinarzt genannt:

1. Der Patient muß uneingeschränkten Zugang zum Allgemeinarzt haben.

2. Der Allgemeinarzt muß die *zusammenhängende* und die *fortlaufende* Behandlung sicherstellen.

3. Der Allgemeinarzt ist dem Facharzt weder unterlegen noch überlegen, lediglich das Arbeitsfeld ist ein anderes als das der Fachärzte.

4. Der Allgemeinarzt hat besseren Einblick in die sozialen Ursachen von Beschwerden und Erkrankungen und Einblick in die aus dem Milieu kommenden Schäden.

Paul Brandlmeier

Die Rolle der Allgemeinmedizin bei der Versorgung der Bevölkerung mit ärztlichen Diensten

Die ärztliche Versorgung einer Bevölkerung erfolgt heute durch drei Gruppen von Ärzten

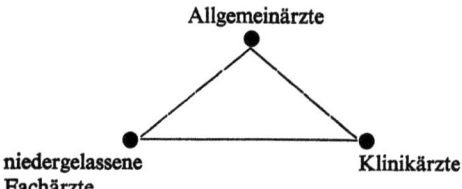

Keine der drei Gruppen ist ohne die andere voll leistungsfähig. Zwischen den Gruppen bestehen *Übergänge*, jedoch sind weder die diagnostischen noch die therapeutischen Methoden gegeneinander völlig austauschbar.

Die ärztlichen Dienste unterscheiden sich
  aufgrund der Verschiedenartigkeit des Krankengutes,
  aufgrund ihrer Funktion und Aufgabe.

Es gibt auch Unterschiede aufgrund bestimmter *Sachzwänge*.

Die Sachzwänge bestehen von seiten
  der Kosten,
  des Zeitaufwandes,
  des Hilfspersonals,
  der apparativen Ausrüstung.

Die zunehmende Spezialisierung innerhalb der Medizin hat zunächst vermuten lassen, es könne der Allgemeinarzt entbehrlich werden. Sein Ersatz durch ein Team verschiedener Fachärzte erwies sich jedoch als unmöglich. So gelangte man in vielen Ländern zur Erkenntnis, daß die *Allgemeinmedizin als eigenständiges Fach* innerhalb der Medizin angesehen werden müsse, was etwa seit Beginn der sechziger Jahre zur Gründung bestimmter Institutionen für Allgemeinmedizin an den Universitäten führte (z. B. England, Canada, USA, Holland, Norwegen).

In den meisten Ländern stellen die Allgemeinärzte unter den niedergelassenen Ärzten die zahlenmäßig weitaus stärkste Gruppe dar (Abb. 1).

Ein eigenes Problem bietet die unterschiedliche Verteilung von Allgemein- und Fachärzten auf Land- und Stadtgebiete (Abb. 2).

Die Rolle der Allgemeinmedizin im System der ärztlichen Versorgung einer Bevölkerung kann wie folgt definiert werden:

Ärzte für			
Lungenheilkunde	■	435	0,9 %
Urologie	■	579	1,2
Radiologie	▬	852	1,8
Neurologie / Psych.	▬	1138	2,4
Orthopädie	▬	1157	2,4
Dermatologie	▬	1351	2,8
Chirurgie	▬	1569	3,3
HNO	▬	1806	3,8
Augenheilkunde	▬	2047	4,3
Kinderheilkunde	▬	2131	4,4
Frauenheilkunde	▬	2738	5,7
Innere Medizin	▬▬	6220	13,0
Allgemeinmedizin	▬▬▬▬	25961	54,0

Abb. 1. Zahl der niedergelassenen Ärzte (in absoluten Zahlen und in Prozenten aller niedergelassenen Ärzte) in der Bundesrepublik Deutschland nach dem Stand vom 1. 1. 1973, geordnet nach der Zulassung für ein Fachgebiet

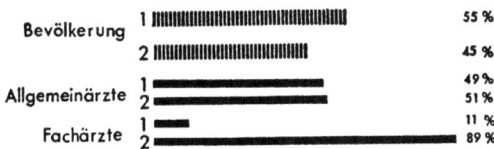

Abb. 2. Prozentualer Anteil der Bevölkerung, der Allgemeinärzte und der Fachärzte in der BRD nach Gemeinden unter 5000 Einwohnern (1) und Gemeinden über 5000 Einwohnern (2)

Allgemeinmedizin ist die Anwendung von Erkenntnissen aller medizinischen Fachgebiete *unter Praxisbedingungen*. Die Methoden der Fächer müssen für die Erfordernisse der Allgemeinpraxis entweder so transponiert werden oder so ausgewählt sein, daß sie für *alle* Kranken praktikabel angewendet werden können, was abhängt vom

Zeitbedarf für die betreffende Methode,
von den Möglichkeiten ihrer Kostendeckung
bei breiter Anwendung
und der Verfügbarkeit paramedizinischen Personals.

Es könnte angenommen werden, es müsse bei jedem Patienten, der erstmalig wegen Beschwerden den Arzt konsultiert, eine Art umfassender „medizinischer Check-up" (ungezielte Fährtensuche) durchgeführt werden. Solche Forderungen sind nicht zu verwirklichen; sie scheitern aus Zeitgründen, Personalgründen und Kostengründen; eine solche Form der Medizin wäre nicht bezahlbar und gleichzeitig ärztlich unsinnig. Es kann daher von den ärztlichen Methoden, die „aufwendig" sind, nur *gezielt* Gebrauch gemacht werden. *Wem* soll die Wahl, gezielte, aufwendige Verfahren mit einzuschalten, verantwortlich übertragen werden? Eine Antwort darauf kann nicht generell gegeben werden, weil die Beantwortung von den in einem Staat gültigen Gesetzen für die Versorgung Kranker oder Verletzter abhängig ist.

Die Einführung der Krankenversicherungspflicht in den deutschen Staaten kurz vor der letzten Jahrhundertwende hat dazu geführt, daß mehr und mehr auch Patienten mit nur geringfügigen Befindensstörungen in ärztliche Behandlung kamen, darunter als Hauptkontingent die zahlreichen Krankheitsbilder, die unter dem Begriff *funktionelle Störungen* zusammengefaßt werden können und die ein weites Arbeitsfeld des Allgemeinarztes geworden sind. Dies drückt sich in der Zunahme der Anzahl der Krankenscheine deutlich aus (Tab. 1).

Tabelle 1. Zahl der ausgegebenen Krankenscheine (Behandlungsscheine) auf je 100 Stammversicherte der Ortskrankenkassen in den Jahren zwischen 1888 und 1966

Jahr	Zahl der jährlich auf 100 Stammversicherte ausgegebenen Krankenscheine
1888	75
1913	125
1931	175
1956	435
1962	514
1966	577

Bei einer Reihe von Patienten des Allgemeinarztes können die Beschwerdebilder weder ätiologisch noch pathogenetisch geklärt werden. Bei einer anderen, kleineren Gruppe ist beides zu klären: Ätiologie und Pathogenese. Zwischen diesen beiden Gruppen liegt eine dritte, bei der nur die Pathogenese bekannt wird (Abb. 3).

Die Diagnostik für die Fälle in den Gruppen A und B beruht auf Anamnese und Befunden. In der Gruppe C tritt anstelle der meist spärlichen Befunde die Intuition, die Milieukenntnis und die erlebte Anamnese (Familienkenntnis). Aus der Gruppe C erwächst dem Allgemeinarzt eine schwierige Aufgabe. In dieser Gruppe sind auch Patienten mit Frühsymptomen ernsthafter Krankheiten, die noch nicht zu faßbaren Veränderungen geführt haben. Somit wird der verantwortungsbewußte Allgemeinarzt ständig vor die Alternative gestellt, entweder ein weitgestecktes *Screening-Programm* mitlaufen zu lassen oder sich für „abwartendes Offenlassen" zu entscheiden, bei gleichzeitiger mehr oder minder symptomatischer Therapie. Aus wirtschaftlichen, Zeit- und Personalgründen muß häufig eine Kompromißlösung gefunden werden, die der Verantwortung gegen Patient und Gesellschaft gleichermaßen gerecht werden kann.

In der ersten ärztlichen Linie sieht der Allgemeinarzt das unausgelesene Krankengut und trifft – wo nötig – die Auswahl für eine spezialisierte Diagno-

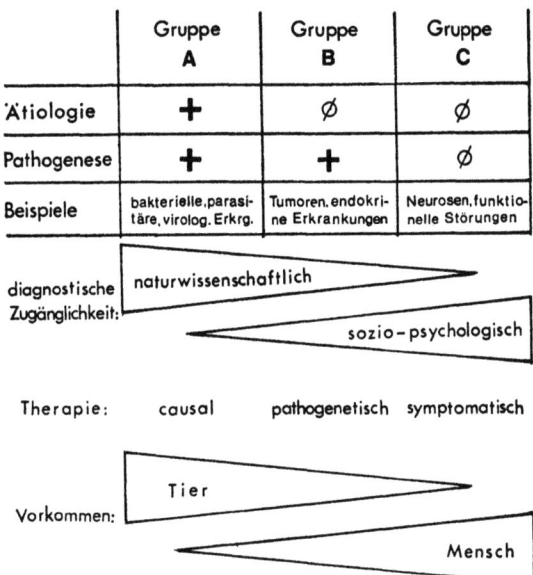

Abb. 3. Einteilung der Krankheiten nach ätiologischen und pathogenetischen Gesichtspunkten (Jores und Krüsi)

stik oder Therapie. Das „unausgelesene Krankengut" ist charakterisiert durch eine größere Zahl von Krankheiten mit uncharakteristischen Beschwerden, teils von kurzer Dauer und teils untermischt mit den uncharakteristischen prämorbiden Phasen klarer Krankheitsbilder. Bei der Erstberatung ist zu entscheiden

Wer muß sofort zur weiteren Klärung überwiesen werden;
was kann abwartend offen gelassen werden, weil mit hoher Wahrscheinlichkeit entweder die Symptomatik in einigen Tagen abgeklungen sein wird oder die Symptome eindeutig geworden sind;
wo muß lediglich ärztliche Aufklärung einsetzen;
wo müssen gesetzgeberische, arbeitsrechtliche, versicherungsrechtliche oder caritative Hilfen empfohlen oder in Gang gebracht werden.

Man hat diese Aufgabe der *Selektion* als Siebfunktion oder Sichtungsfunktion bezeichnet. Wenn die Selektion durch den Arzt an der ersten Linie insuffizient wird oder ausfällt, müssen die Spezialisten diese Auswahl übernehmen; sie blockierten sich dadurch selbst und arbeiteten dann auch unrationell und teuer. Dies zeigt sich in Ländern, in denen Kranke die Möglichkeit eines unmittelbaren Zuganges zum Spezialisten haben. Die Kliniken müßten bei einem Ausfall des Allgemeinarztes ihren klinischen Abteilungen allgemeinmedizinische Abteilungen vorschalten, weil sonst der klinische Betrieb durch passagere Kranke blockiert würde.

Die Allgemeinmedizin bezieht ferner *die sozialen und familiären Bezüge* in die Beurteilung eines Kranken mit ein. Der Allgemeinarzt muß den Einfluß familiärer oder sozialer Bezüge einschätzen können und oft wird er sie als wesentlich wirksam erkennen. Der Allgemeinarzt unterhält mit seinem Patienten und deren Familien einen jahrelangen Kontakt. Hamm nennt die örtliche Identität des Lebensbereiches von Patient und Arzt ein Charakteristikum der Allgemeinpraxis [4]. Der Allgemeinarzt lebt im gleichen Biotop (durch gleiche Umweltfaktoren charakterisierter Lebensraum) wie seine Patienten, darüber hinaus hat er über den Hausbesuch auch Zutritt zur Intimsphäre des Kranken. Er erfährt dabei von Mal zu Mal „erlebte Anamnese", also Milieukenntnis „par excellence". Die erlebte Anamnese vermittelt mehr Informationen als die biographische Anamnese, die immer nur eine erfragte Anamnese sein kann. Diese Zusammenhänge sind von solcher Bedeutung, daß in manchen Ländern die Berufsbezeichnung daraufhin ausgerichtet wurde (z. B. wurde in den USA und in Canada der Name „General Practioner" geändert in „Family Physician" und in Holland der Name „Huisarts" offiziell eingeführt).

Die Aufgaben des Allgemeinarztes sind:

a) Betreuung aller Kranken, die keiner spezialisierten Diagnose oder Therapie bedürfen (80–85 % seines Krankengutes)
b) Sichtungsfunktion im unausgelesenen Krankengut
c) Erstversorgung in Notfällen aller Fachgebiete
d) Dauerbetreuung der ambulanten chronisch Kranken
e) Dauerbetreuung der bettlägerigen chronisch Kranken im Hause, darunter die unheilbar Erkrankten
f) Beratung in Eheproblemen, sexuellen Problemen, Familienplanung, Beratung bei Erziehungsschwierigkeiten
Information über sozialrechtliche
        arbeitsrechtliche
        versicherungsrechtliche
Fragen, sofern sie mit Erkrankungen zusammenhängen, Einleitung von Rehabilitationsmaßnahmen, Berentung oder Umschulung
g) Prophylaxe und Prävention

Für die Aufgaben unter f) bedarf der Allgemeinarzt der Zusammenarbeit mit:

Amtsärzten
Arbeitsamtsärzten
Vertrauensärzten
Werkärzten
Versicherungsärzten.

Die Tätigkeit des Allgemeinarztes wird als „Basisversorgung" bezeichnet. Aus seinem Gesamtkrankengut gibt er zwischen 5 und 15% an Fachärzte und 1-2% an Krankenhäuser bzw. unter 0,3% an Universitätskliniken weiter (Abb. 4).

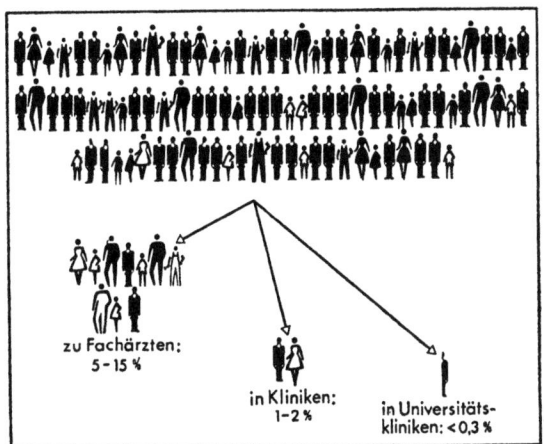

Abb. 4. Überweisungen aus Allgemeinpraxen zu Fachärzten, in Kliniken und in Universitätskliniken (nach Umfragen bei Allgemeinärzten und Literaturangaben)

Daß es sich dabei nicht um eine spezifisch westdeutsche Situation handelt, geht aus der Tabelle 2 hervor.

Tabelle 2. Überweisungen aus dem Krankengut von Allgemeinärzten in 5 europäischen Ländern mit vergleichbarem Krankenversicherungssystem (Zahlen in Prozenten)

Land	zu Fachärzten	in Kliniken	in Universitäts-Kliniken
BRD Großstadt	11,1	1,4	0,06
Kleinstadt	7,5	1,9	0,34
Land (Häussler)	6,7	3,0	0,18
Norwegen (Bentsen)	8,0	6,8	
England (Wood)	9,9	7,3	
Schottland (McGregor)	8,4	5,4	
Schweiz (Krüsi)	15,0		

Nur in Ballungsgebieten, wo viele Fachärzte auf engem Raum niedergelassen sind, kann die Überweisungsquote 20% erreichen.
Tab. 3 gibt einen Einblick in die zahlenmäßige Relation der durch Kliniken

und niedergelassene Ärzte in der BRD im Jahre 1970 versorgten Patienten (Aufstellung der gesetzlichen Krankenversicherungen, die über 90% der Bevölkerung betreffen).

Tabelle 3. Zahl der im Jahre 1970 in der BRD durch niedergelassene Ärzte und durch Kliniken versorgten Patienten

	durch niedergelassene Ärzte versorgt	durch Kliniken versorgt
Fälle	150 Millionen	8,2 Millionen
Ärzte	47 000	43 000

Über den Anteil der Allgemeinärzte an den ambulant versorgten 150 Millionen Fällen gibt es kein Zahlenmaterial, jedoch kann indirekt aus dem prozentualen Anteil der Allgemeinärzte, im Verhältnis zu anderen Fachärzten, der Schluß gezogen werden, daß der größere Teil der ambulanten ärztlichen Tätigkeit durch Allgemeinärzte geleistet wird.

Zusammenfassend kann man sagen: *Der Allgemeinarzt ist ein Spezialist der Funktion.* Diese Funktion variiert und ist abhängig von den in einem Staat gültigen Gesetzen für die Versorgung Erkrankter und Verletzter. Die Erfordernisse an das Fach des Allgemeinarztes – die Allgemeinmedizin – werden also wesentlich mitbestimmt von der jeweiligen soziologischen Situation. Der Gillie-Report [2] sagt dazu: „Die Grenze zwischen medizinischem und sozialem Wissen geht quer durch die Allgemeinpraxis".

Literatur

1. Bentsen, B. G.: Illness and General Practice. A Survey of Medical Care in South-East-Norway. Oslo–Bergen–Tromsö: Univ.-Verlag 1970
2. Gillie, A.: The Field of Work of the Family Doctor. Her Majesty's Stationery Office. London 1963
3. Häussler, S.: Der praktische Arzt heute und morgen. Stuttgart: Genter 1967.
4. Hamm, H.: Grundlagen und Systematik der Lehre über die Allgemeinmedizin an der Universität. Allg.-med.int. 2, 63 (1973)
5. Jores, A.: Gestörte Entfaltung als pathogenetisches Prinzip. Dtsch. Ärztebl. 64, 1369 (1967)
6. Krüsi, G.: Schwerpunkte der Allgemeinmedizin. Landarzt 41, 760 (1965).
7. McGregor: Zitiert bei Krüsi [6]
8. Wood, L. A. G.: The Signpost. J. Roy. Coll. gen. Practit. 14, 223 (1964)

Paul Brandlmeier

Das Krankengut in der Allgemeinpraxis

Die Zusammensetzung des Krankengutes in der ärztlichen Allgemeinpraxis ist abhängig
   von der Lage und der Struktur der Praxis, z. B. Einzelarztsitz oder Nähe zahlreicher Fachkollegen
   von der Alterszusammensetzung eines Wohngebietes
   von den Arbeitsplatzbedingungen der betreuten Bevölkerung
   von der Arbeitsweise des Allgemeinarztes.

Statistiken über das Krankengut in Allgemeinpraxen im deutschsprachigen Raum sind erstmals in den fünfziger Jahren von dem österreichischen Landarzt Braun [2] veröffentlicht worden. Braun fand – trotz unterschiedlicher regionaler Strukturen – gewisse auffallende Häufigkeiten bei Diagnosen, und er nannte dieses Phänomen *Fälleverteilungsgesetz*. Aus englischen Allgemeinpraxen liegen aus den fünfziger Jahren Statistiken von Horder [10] und von Hodgkin [9] vor, die deswegen Interesse verdienen, weil in England aufgrund der Gegebenheiten im National Health Service (NHS) der Zugang zum Facharzt nicht direkt möglich ist, sondern es muß eine Überweisung des General Practitioner (GP) vorliegen. Aus späteren Jahren liegen – ebenfalls aus England – Häufigkeitsangaben durch Eimerl u. Laidlaw [4] vor, die in etwa die Braunschen Beobachtungen bestätigen. Weitere Erhebungen wurden 1971 in Westdeutschland in fünf Landpraxen von Dreibholz u. Mitarb. [3] durchgeführt; in zwei weiteren Allgemeinpraxen von Maier [13], in der DDR von Knoblauch u. Mitzscherling [12], in Holland von Oliemans u. Waard [14], in Berlin 1972 von Göpel [7], in Holstein 1973 in einer Kleinstadtpraxis von Kernbichler [11].

Die genannten Statistiken sind nach unterschiedlichen Methoden erstellt worden. Sie stammen auch nicht aus gleichlangen Zeitabschnitten und sind deshalb nur mit Vorbehalt vergleichbar. Verschiedenheiten ergeben sich nicht allein aus unterschiedlichen Praxisstrukturen, sondern auch aus den nicht einheitlich gehandhabten Zuordnungen der Beobachtungen zu Diagnosebegriffen; außerdem liegt manchmal der wichtigste Befund und ein anderes Mal der Beratungsanlaß der Kategorisierung zugrunde. Nicht zuletzt beruht die Verschiedenheit auf differenten Benennungen; die Beobachtungen waren oft nicht „randscharf" einzugliedern. Trotzdem lassen sich wichtige Schlußfolgerungen ziehen. Die wichtigste Feststellung ist, daß

1. Die Verteilung des Krankengutes nach Diagnosen in allen untersuchten Allgemeinpraxen *annähernd* gleich ist,

2. Zwanzig bis dreißig Krankheitsbilder überragend häufig gesehen werden, so daß diese wenigen Krankheitsbilder etwa die Hälfte des Gesamtkrankengutes ausmachen (Abb. 5).

Beratungsursache:	Häufigkeit in Prozenten:
grippaler Infekt	4,5
Schlaflosigkeit	3,7
HWS-Syndrom	3,6
Bronchitis, Pharyngitis	3,4
Herzinsuffizienz	3,2
Diabetes mellitus	3,1
Varikosis	2,4
Hepatopathie	2,3
soziale Maladaption	2,0
Tonsillitis	1,9
Fettsucht	1,8
Obstipation	1,7
Hypertonie	1,7
Gastritis, Enteritis	1,6
Depression, Neurose	1,6
LWS-Syndrom	1,6
arteriosklerot. Erkrank.	1,5
klimakter. Beschwerden	1,5
Angina pectoris	1,4
Cholecystitis	1,4
Cephalgie	1,3
Hämorrhoiden	1,2
allerg. Exanthem	1,1

Abb. 5. Die 23 häufigsten Beratungsursachen in zwei von Maier [13] untersuchten Allgemeinpraxen. Diese wenigen Beratungsursachen stellten bereits die Hälfte des Krankengutes in den Praxen. Sehr ähnliche Ergebnisse brachten die Zählungen von Hodgkin [9], Knoblauch u. Mitzscherling [12] und anderen

Tabelle 4. Die 11 häufigsten Krankheitsbilder, die nach Umfragen unter amerikanischen Werkärzten zur Unterbrechung der Arbeit am Arbeitsplatz führten. Die Zahlen betreffen den prozentualen Anteil an der Abwesenheitsquote vom Betrieb

Infektionen der oberen Atemwege	4,2
Psychologische Probleme	3,0
Kleine Unfälle	2,8
„Rückenschmerzen"	1,9
Hieb-, Stich-, Platzwunden	1,8
Muskelzerrungen, Verstauchungen	1,7
Hautentzündungen	1,5
Gastro-intestinale Beschwerden	1,5
Augenverletzungen	1,4
Persönliche oder Familienprobleme	1,2
Kopfschmerzen	1,2

Die häufig gesehenen Krankheitsbilder werden als *Hausarztkrankheiten oder Volkskrankheiten*, im angelsächsischen Schrifttum als „minor illness" bezeichnet. Tab. 4 zeigt die Häufigkeitszahlen solcher „minor illness' aus einer Umfrage unter amerikanischen Werkärzten.
In den Statistiken von Dreibholz u. Mitarb. [3] bzw. Fry u. Mitarb. [6] sind außer Krankheitsbezeichnungen auch Begriffe verwendet worden, die im deutschen Schrifttum subsummiert wurden unter dem Oberbegriff *Psychohygiene*, im englischen unter dem Oberbegriff „social pathology". Es handelte sich um Beratungen aus Anlaß

von Familienproblemen,
Problemen von Behinderungen
Geburtenregelung,
sexueller Aufklärung,

oder um Beratungen wegen

Erziehungsschwierigkeiten,
Schulschwierigkeiten,
Problemen, stammend aus dem Gefühl der Verlassenheit,
Verhaltensstörungen oder Wünschen, geboren aus Armut,
mütterlicher Ängstlichkeit.

In den letzten zehn Jahren ist von verschiedenen Beobachtern versucht worden, das Krankengut der Allgemeinpraxen nach bestimmten Einteilungen zu gliedern.

Einteilung nach „leicht", „chronisch" und „schwer"

Englische Allgemeinärzte [6] haben zwischen den Jahren 1954 und 1970 aus mehreren Praxen Zahlen über die Zusammensetzung des Krankengutes nach der Unterteilung in „leicht", „chronisch" und „schwer" gesammelt (Tab. 5).

Tabelle 5. Zusammensetzung des Krankengutes in mehreren englischen Allgemeinpraxen nach den Gruppierungen „leicht", „chronisch" und „schwer". (Erhebungen durch das College of General Practitioners zwischen 1954 und 1970)

Beobachter Jahr	Backett et al. 1954	Brotherson et al. 1959	Forsyth u. Logan 1962	Fry 1966	Wright 1968	Williams 1970
leicht	54	51	53	68	56	54
chronisch	30	33	33	26	21	19
schwer	16	16	14	6	13	17

Einteilung nach Krankheitsgruppen

Dreibholz u. Mitarb. [3] haben in fünf westdeutschen Landarztpraxen die Zusammensetzung des Krankengutes untersucht und dabei in 20 Krankheitsgruppen unterteilt (Abb. 6).

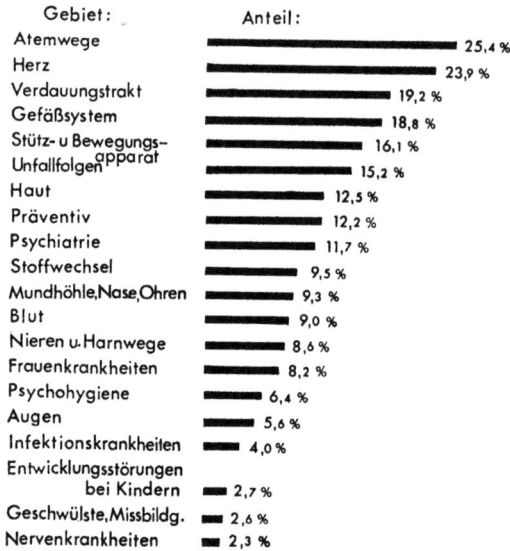

Abb. 6. Prozentuale Häufigkeiten nach Krankheitsgruppen in 5 niedersächsischen Landpraxen im Zeitraum 1969/1970 nach den Zählungen von Dreibholz u. Mitarb. [3]

Oliemans u. Mitarb. [14] haben Zahlen aus holländischen Allgemeinpraxen gesammelt (Abb. 7).

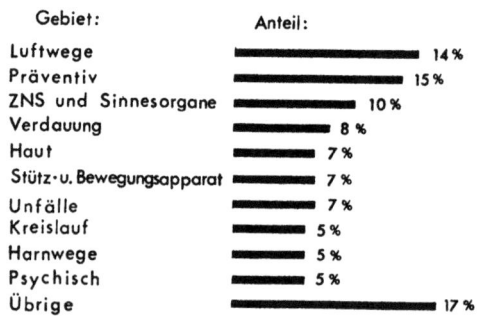

Abb. 7. Prozentuale Häufigkeiten nach Krankheitsgruppen in holländischen Allgemeinpraxen aufgrund von Erhebungen durch Oliemans u. Waard [14]

Über die Zusammensetzung des Krankengutes und die Probleme einer norwegischen Allgemeinpraxis ist eine umfangreiche und sorgfältige Studie durch Bentsen [1] erstellt worden (Tab. 6).
Aus allen Aufstellungen geht hervor, daß Fälle aus dem Gebiet der Inneren Medizin weitaus am häufigsten vorkommen.

Tabelle 6. Zusammensetzung des Krankengutes in einer norwegischen Allgemeinpraxis. Es wurden 14 Krankheitsgruppen gewählt. Die Angaben sind entnommen den umfangreichen Erhebungen von Bentsen aus den Jahren 1952 bis 1955 in einer Einzelpraxis in einem Ort mit 2500 Einwohnern

Erkrankungen	Anteil in %	Erkrankungen	Anteil in %
der oberen Luftwege	15,8	aus der Geburtshilfe oder prä- oder postnat. Phase	5,8
an Knochen/Bewegungsapparat	12,1	der Harnwege	4,0
durch Unfälle/Vergiftungen	8,8	des Ohrs	3,2
an Herz/Kreislauf	8,5	der Augen	3,0
am Verdauungsapparat	8,4	an Infektionskrankheiten	3,3
der Haut/Anhangsorgane	6,4	an Allergien	3,3
an psychiatrischen u. o. an psychiatrischen und/oder psychischen Störungen	6,2	andere Erkrankungen	11,2

Zusammensetzung des Krankengutes nach Fächern

Angaben über die Zusammensetzung des Krankengutes in Allgemeinpraxen nach „Fächern" wurden aufgrund größeren statistischen Materials 1969 publiziert (Abb. 8).
Auch Engelmeier [5] hat aus verschiedenen Allgemeinpraxen das Zahlenmaterial gesammelt und fand eine ähnliche Zusammensetzung.

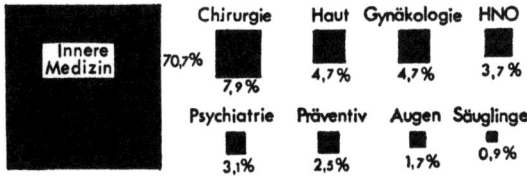

Abb. 8. Zusammensetzung des Krankengutes nach „Fächern" in 21 Allgemeinpraxen in nordwürttembergischen Kleinstädten im Jahre 1969 (Häussler [8])

Prospektive Errechnungen aus Durchschnitten

Aus zahlreichen Erhebungen in den Jahren zwischen 1958 und 1969 haben Fry u. Mitarb. [6] prospektiv errechnet, was in einer durchschnittlichen englischen Allgemeinpraxis mit 2500 eingeschriebenen Kassenmitgliedern an Krankheitsfällen pro Jahr erwartet werden kann (Tab. 7).

Tabelle 7. Pro Jahr zu erwartende Fälle, soweit ihre Zahl 50 überschreitet, in einer englischen Allgemeinpraxis durchschnittlicher Größe. (Angaben nach den RCGP Records von 1958 bis 1966, bezogen auf eine Praxis mit 2500 „eingeschriebenen" Kassenmitgliedern)

a) *Leichtere Erkrankungen* (kurze Dauer, geringe Behinderung)		c) *Symptomdiagnosen*	
1. Erkrankung d. oberen Luftwege	500	1. Hypertonie	250
2. Gastro-intestinale Störungen	250	2. Anaemie	200
3. Hauterkrankungen	225	3. Übergewicht/Fettsucht	60
4. Verhaltensstörungen	200	4. Bakteriurie ohne nachträgliche Klärung	100
5. LWS-Syndrom	50		
6. Otitis media acuta	50		
7. Ceruminalpfropf	50		
8. Harnweginfekte	50	d) *Beschwerden, ausgelöst durch Maladaption an die Umgebung (social-pathology)*	
b) *Chronisch verlaufende Erkrankungen*		1. aus Armseligkeit (poverty)	100
1. chronische rheumatische Erkrankung	100	2. wegen hohem Alter (75 u. mehr)	100
2. chronische psychiatrische Erkrankung	55	3. aus zerrütteten Familien	60
		4. aus Verlassenheit, Alleinsein	50
3. chronische Bronchitis	50	5. wegen Homosexualität	50
Zum Vergleich: *Zahl der zu erwartenden schweren Erkrankungen*			
1. Pneumonie	50	5. Apoplexie	5
2. schwere Depression	12	6. Malignom	4
3. Myocardinfarkt	7	7. Suicidversuch	2
4. akute Appendicitis	5	8. akutes Glaukom	1

Die Störungen, hier mit *Maladaption* bezeichnet, sind am schwierigsten zu beurteilen. Von den Patienten werden Symptome oder Klagen allgemeiner Art angegeben; pathologische körperliche Befunde können nicht erhoben werden; psychiatrische Störungen im eigentlichen Sinne liegen nicht vor.

Zahl der Diagnosen pro Patient

Bei allen Statistiken aus Allgemeinpraxen ist zu bedenken, daß „Zahl an Erkrankungen" nicht gleichzusetzen ist mit „Zahl der Patienten". Der Allgemeinarzt behandelt zahlreiche Patienten, bei denen mehrere Erkrankungen gleichzeitig vorliegen. Wo ein Jahr als Zähleinheit genommen wurde, fand

Oliemans u. de Waard [14]	1,70	Diagnosen pro Patient
Dreibholz u. Mitarb. [3]	2,30	Diagnosen pro Patient
Hodgkin [9]	3,08	Diagnosen pro Patient
Kernbichler [11]	3,60	Diagnosen pro Patient
Rustemeyer [15]	3,70	Diagnosen pro Patient

(Die Angaben von Rustemeyer beziehen sich auf Patienten, die 65 Jahre und älter waren.)
Nach Erhebungen von Oliemans u. Mitarb.

kann bei	52% der Fälle eine Diagnose schnell und ohne spezielle Untersuchungsverfahren gestellt werden;
sind bei	10% der Fälle aufwendigere Untersuchungen oder längere Beobachtungen notwendig, um „abwendbar gefährliche Verläufe" auszuschließen;
bleibt es bei 30%	der Fälle bei Wahrscheinlichkeitsdiagnosen;
ist bei	8% der Fälle keine sichere Diagnose, auch nicht bei Anwendung spezieller Untersuchungsverfahren, möglich.

Zusammenfassend kann man sagen: Im Laufe von Jahren werden in der Allgemeinpraxis 200–250 Krankheitsbilder gesehen, davon 20–30 Krankheitsbilder mit überragender Häufigkeit.

Literatur

1. Bentsen, B. G.: Illness and General Practice. A Survey of Medical Care in an Inland Population in South-East-Norway. Oslo–Bergen–Tromsö: Univ.-Verlag 1970
2. Braun, R. N.: Die gezielte Diagnostik in der Praxis. Stuttgart: Schattauer 1957
3. Dreibholz, K. J., Sturm, E., Haehn, K. D., Hildebrandt, G. S., Kossow, A.: Diagnosenstatistik in der Allgemeinpraxis. Ärztl. Praxis (München) **23**, 2207 (1971)
4. Eimerl, T. S., Laidlaw, A. J.: A Handbook for Research in General Practice. Edinburgh–London: Livingstone 1969
5. Engelmeier, K.: Die am häufigsten vorkommenden Krankheitsfälle in einer Allgemeinpraxis. Landarzt **39**, 592 (1963)
6. Fry, J., Kuenssberg, E. V., McCormick, J. S.: Present state and future needs of general practice. Rep. Nr. XIII from Gen. Pract. Roy. Coll. gen. Practit. Edinburgh: Roy. Coll. Gen. Pract. 1970
7. Göpel, H.: Zur Frage einer Regelmäßigkeit in der Fälleverteilung in der Allgemeinpraxis. Berliner Jahrb. f. ärztl. Fortb. 1972
8. Häussler, S.: Allgemeinmedizin in Gegenwart und Zukunft. Schriftenr. Arbeitsmedizin, Sozialmedizin, Arbeitshygiene, Bd. 34. Stuttgart: Gentner 1969
9. Hodgkin, K.: Towards earlier diagnosis. Edinburgh–London: Livingstone, Sec. Ed. 1966
10. Horder, J., Horder, E.: Illness in General Practice. Practitioner **173**, 177 (1954)
11. Kernbichler, A.: Analyse einer Allgemeinpraxis. Diss. Kiel 1973
12. Knoblauch, G., Mitzscherling, E.: Häufigkeitswerte in Landambulatorien und Stadtambulatorien. Dtsch. Ges. d. Wes. **15**, 2275 (1960)
13. Maier, E.: Das Krankengut des Praktischen Arztes. Diss. München 1971
14. Oliemans, A. P., de Waard, F.: Morbidität in der Allgemeinpraxis. Prakt. Arzt **10**, 524 (1973)
15. Rustemeyer, J.: Medizinische Probleme des Alterns. München: Goldmann 1971

Rosemarie Eberlein

Der Zeitbedarf in der ärztlichen Allgemeinpraxis

Verschiedene Autoren in verschiedenen Ländern untersuchten in den letzten zehn Jahren den Zeitaufwand pro Patient in Allgemeinpraxen. Die umfassendste Erhebung erfolgte aus 190 englischen Lehrpraxen für Allgemeinärzte; die Ergebnisse sind 1972 veröffentlicht worden (Tab. 8) (Irvine [6]).

Tabelle 8. Durchschnittliche Zeit, die pro Patienten in englischen Allgemeinpraxen aufgewendet wurde. Erhebungen aus 190 englischen Allgemeinpraxen durch Irvine [6]

Durchschnittliche Zeit, die pro Patient aufgewendet wurde	Prozentualer Anteil·der Praxen, die diesen Zeitaufwand ermittelten
5,0 min	31%
5,4 min	3%
6,0 min	21%
6,6 min	9%
7,5 min	20%
9,5 min	8%
10,0 min	6%

Die in Tab. 8 angegebenen Zeiten decken sich in etwa mit Zahlen, die schon in früheren Jahren in europäischen Ländern, aber auch in England eruiert worden waren (Tab. 9).

Tabelle 9. Durchschnittliche Zeit, die pro Patienten in Allgemeinpraxen aufgewendet wurde nach 6 Zählungen in 3 verschiedenen Ländern

Österreich (Braun [2])	6,9 min
Österreich (Heller [5])	7,5 min
DDR (Brandt [1])	6,0 min
DDR (Knoblauch [7])	4,0 min
England (Eimerl u. Pearson [3])	7,9 min
England (Frey et al. [4])	6,6 min

Die Zahlenangaben über Durchschnittswerte haben nur einen *sehr* begrenzten Aussagewert, denn sie sagen

1. *nur* etwas darüber aus, wie lange Patient und Arzt zusammen im Gespräch sind oder wie lange der Arzt für die nur durch ihn selbst auszuführende Untersuchung braucht.

2. Die Zahlen sagen *nichts* aus über die Zeiten, die benötigt werden
   a) für Untersuchungen im eigenen Labor,
   b) für Untersuchungen im Fremdlabor,
   c) für Untersuchungen, die an das praxiseigene paramedizinische Personal oder das Hilfspersonal delegiert werden (z. B. Anfertigung eines EKG's),
   d) für zusätzliche fachärztliche Untersuchungen,
   e) die Auswertung der unter a) bis d) genannten Maßnahmen durch den Arzt außerhalb der Sprechzeiten,
   f) für therapeutische Maßnahmen, die an das praxiseigene Personal delegiert wurden (z. B. Verbände, Bestrahlungen).

Die Durchschnittszahlen sagen auch nichts darüber aus, welcher Zeitbedarf für Erstuntersuchungen und welcher Zeitbedarf bei Wiederbestellungen anfällt, wo es beispielsweise nur darum geht, den Erfolg einer eingeschlagenen Therapie kurz zu besprechen.

Die angegebenen Durchschnittszahlen wurden dadurch errechnet, daß die aufgewendete Zeit durch die Zahl der während dieser Zeit versorgten Patienten dividiert wurde. Ein anderes Verfahren wurde bei einer Zeitanalyse in einer städtischen Allgemeinpraxis im Sommer 1971 angewendet: Die Zeit wurde mit einer Stoppuhr gemessen (durch einen praxisfremden Beobachter). Gruppenmerkmale, Beratungsursache, diagnostische und therapeutische Maßnahmen sowie Schreibarbeiten wurden auf einem eigens hierfür entworfenen Formblatt protokolliert.

Als durchschnittliche Beratungsdauer wurden 5,7 min gefunden. Die Beratungszeiten schwankten zwischen 1 und 19 Minuten (Abb. 9).

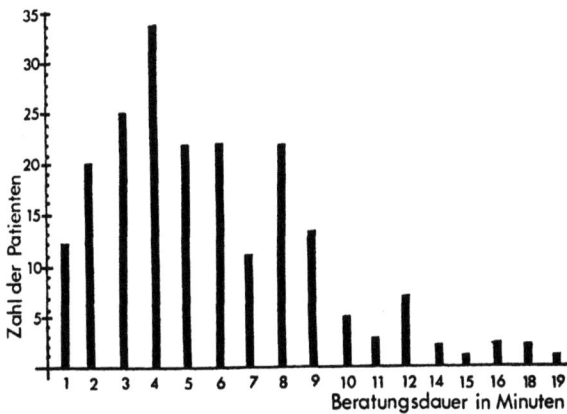

Abb. 9. Zahl der Patienten in einer großstädtischen Allgemeinpraxis an sechs aufeinanderfolgenden Halbtagen (1971), aufgeschlüsselt nach der Beratungsdauer beim Arzt selbst

In der getesteten Praxis waren dem Allgemeinarzt 97,6% der Patienten schon von früheren Hausbesuchen oder Sprechstundenberatungen her persönlich bekannt. Der Arzt kannte bei fast 80% der Patienten bereits deren Erkrankung; etwa 16% der Patienten hatten neue Beschwerden, die auf Komplikationen oder neue Erkrankungen schließen ließen.

Eine Aufschlüsselung der Patienten nach Gruppenmerkmalen ergab (Abb. 10):

1. Patient bekannt, dessen Krankheit bekannt   69,9%
2. Patient bekannt, mit neuer Krankheit   16,3%
3. Patient bekannt, mit bekannter und neuer Krankheit   9,6%
4. Patient bislang noch nicht bekannt   2,4%
5. Vorsorgeuntersuchung   0,5%

Die Differenz zu 100% ergibt sich aus der gleichzeitigen Behandlung einer dreiköpfigen Familie.

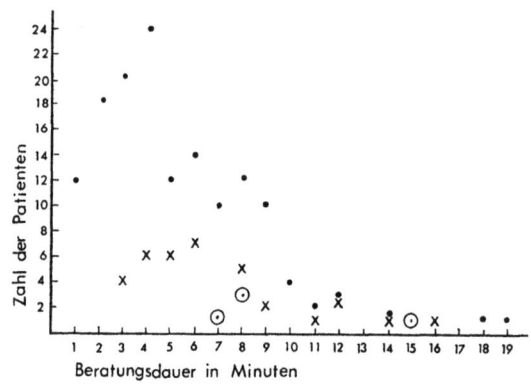

Abb. 10. Zahl der Patienten in einer großstädtischen Allgemeinpraxis mit 1- bis 19-minütiger Dauer der ärztlichen Beratung, aufgeschlüsselt nach 1. Patient und dessen Krankheit bekannt (●), 2. Patient bekannt mit neuer Krankheit (×), 3. neuer, bisher noch nicht bekannter Patient (☉)

Ein größerer Teil der Patienten war dem Allgemeinarzt, wie schon erwähnt, seit längerem persönlich bekannt. Dies dürfte kein Einzelfall sein; er ist offensichtlich eine Art Charakteristikum für den Arbeitsbereich des Allgemeinarztes. In einer englischen Studie heißt es typisch: "Nine of ten will be old friends seen in continuum over many years." Unter den dem Arzt schon bekannten Patienten ist auch die Gruppe derer, die lediglich um die Erneuerung eines Rezeptes bitten (in den Zählungen von Heller [5] 13,3% des Krankengutes). Es handelt sich um jene Patienten, die schon untersucht sind; oft liegen für sie ein oder mehrere fachärztliche Befunde in den Karteiunterlagen. Zu diesen, häufig lediglich um ein Rezept Bittenden, gehören z. B. Patienten mit

chronischem Asthma
Arthritis
chronischer Obstipation
chronischer Verdauungsinsuffizienz

Für diese Patienten muß der Allgemeinarzt, wenn die Praxishilfe den Rezeptkopf schon vorgeschrieben hat, kaum je 6 min an Zeit aufwenden.
Bei einem großen Teil der schon bekannten Patienten weiß der Arzt meist auch, ob der Patient

seit langem übergewichtig ist,
wieviel er raucht,
wie sein Alkoholverbrauch ist,
ob eine Hypertonie besteht,
ob familiäre oder berufliche Belastungen vorliegen,
ob bestimmte Erkrankungen in der Blutsverwandtschaft gehäuft vorkommen.

Es darf bei der Beurteilung von Durchschnittszahlen für den Zeitaufwand ferner nicht übersehen werden, daß die Zeitaufwendungen bei Erstberatungen erheblich über dem Durchschnitt liegen können. Braun [2] ermittelte als Maximum für eine Erstberatung 42 min und fand bei 422 in bezug auf Zeitbedarf gestoppten Sprechstundenberatungen 24mal einen Zeitbedarf von 19 min und mehr für Erstberatungen. Bei einem Teil der Kranken, speziell bei denen mit Krankheiten der Inneren Medizin, wird nach einer kurzen Erstberatung der „Fall" unter einer Arbeitsdiagnose abwartend offengelassen und der Patient für einen der nächsten Tage wiederbestellt. Dann ist oft die Symptomatik deutlicher ausgeprägt oder es sind die Beschwerden unter symptomatischer Therapie abgeklungen. Bei einer mehrmaligen Wiederbestellung bis zur Diagnosefindung müssen daher die Zeitwerte addiert werden; man kommt dann auf 12 bzw. 18 und mehr Minuten.
Bei einem Teil der Fälle in der Allgemeinpraxis kann sofort (*prima vista*) eine Diagnose gestellt werden; dazu bedarf es weder einer langen Anamnese noch einer eingehenden körperlichen Untersuchung oder Laboruntersuchungen.
Beispiele hierfür sind:

aus der Chirurgie:	Schnittwunde, Paronychie, Hidradenitis
aus dem Gebiet der HNO:	Epistaxis, Otitis externa
aus der Pädiatrie:	Milchschorf, nässender Nabel
aus der Dermatologie:	Intertrigo, Abscess
aus der Ophthalmologie:	Hordeolum, Konjunktivitis
aus der Orthopädie:	Zerrung, Quetschung von Weichteilen
aus der Gynäkologie:	Mastitis, Bartholinitis

Der Zeitaufwand für eine ärztliche Beratung hängt auch davon ab, wie der Patient Beschwerden und Unpäßlichkeiten empfindet und welchen „Stellenwert" er diesen Beobachtungen zumißt. Der „sensible", der „nervöse", der „ängstliche", der „hypochondrische", der „unverstandene" Patient wird seine Klagen breiter und ausführlicher schildern und damit mehr Zeit beanspruchen als andere.

Literatur

1. Brandt, H.: Persönliche Mitteilung
2. Braun, R. N.: Die Allgemeinpraxis und der Zeitfaktor. Dtsch. Med. Wschr. **88**, 2084 (1963)
3. Eimerl, T. S., Pearson, R. J. C.: Working-time in General Practice. Brit. med. J. **1966 IV**, 1549
4. Fry, I. et al.: Present state and future needs of general practice. Rep. Nr. XIII from Gen. Pract. Roy. Coll. gen. Practit. (Edinburgh) p. 20 (1970)
5. Heller, G.: Praxisanalyse einer Allgemeinpraxis, Ärztl. Praxis München **22**, 3613 (1970)
6. Irvine, D.: Teaching Practices. Rep. Nr. XV from Gen. Pract. Roy. Coll. gen. Practit. (Edinburgh) p. 12 (1972)
7. Knoblauch, H., Adam, I.: Das Zeitproblem in der Allgemeinpraxis. Z. ges. Hyg. **12**, 362 (1966)

Ulrich Franz

Die Führung der Patientenkartei

Jeder Arzt führt die Kartei etwas anders. Hier sollen diejenigen Gesichtspunkte, die in der Literatur und beim Studium zahlreicher Arztkarteien im In- und Ausland zu finden waren, dargestellt werden.
Die Aufzeichnungen sollen zwei Forderungen erfüllen, die sich konträr gegenüberstehen. Sie sollen

1. Ausführlich sein und das enthalten, was später zu wissen wichtig sein könnte.
2. Übersichtlich sein und so knapp wie möglich im Text.

Die Aufzeichnungen werden gebraucht

a) als Gedächtnisstütze, wenn Patienten mit alten oder neuen Krankheitserscheinungen nach kürzerer oder längerer Pause wiederkommen,
b) als Grundlage für die Therapie,
c) als Grundlage für Berichte an Versicherungen, Behörden und Gerichte,
d) für die Erstellung der Abrechnung; ohne Aufzeichnungen kann keine Abrechnung erstellt werden,
e) bei wissenschaftlich tätigen Ärzten sollen sie noch die Unterlagen für statistisch-wissenschaftliche Bearbeitung von Problemen der Praxis liefern.

Die meisten Kollegen sind sich einig, daß man gleich nach der Ausführung einer ärztlichen Leistung diese Leistung auf dem Abrechnungsbogen der Krankenkassen oder auf dem Rechnungsformular notieren sollte, spätestens am Abend des Tages, an dem die Leistung erbracht wurde. Oft lassen Ärzte die Eintragungen von einer Helferin ausführen und unterstreichen auf der Karteikarte dann nur noch alle für die Abrechnung relevanten Fakten.

Beispiele:

$\underline{XE}\,(11^{00}/11^{10})$ ($=$ *Eilbesuch aus der Sprechstunde, bestellt 11^{00} Uhr, ausgeführt 11^{10} Uhr*); $\underline{Hb}$ ($=$ *Hämoglobin-Bestimmung*); $\underline{im}$ ($=$ *intramuskuläre Injektion*).
Außer den für die Abrechnung notwendigen Daten machen sich viele niedergelassene Ärzte keine weiteren Notizen, andere tragen noch ein *diagnostisches Schlagwort* in die Karteikarte ein.

Wesentlich sorgfältiger wird ein Krankheitszustand dokumentiert, wenn einige *schlagwortartige Angaben zur Anamnese und zum Befund* aufgezeichnet werden. Also statt „Grippe" oder „fieberhafter Infekt" die Angabe „2 Tage Husten, Kopfweh" als Befundangabe „39,8, Rachen rot, Lunge o. B.". Auf diese

Weise sind die Krankheitsdauer und die Hauptbeschwerden festgehalten. Anamnestische Angaben sollten besonders bei Unfällen ausführlicher sein; oft kommen später Anfragen von Versicherungen oder Gerichten. Wo erforderlich, sollte man auch negative oder normale Befunde dokumentieren. Nur so kann man nach einem Vierteljahr noch wissen, ob bei der letzten Beratung das Abdomen palpiert, die Reflexe untersucht, die Beweglichkeit des Hüftgelenks geprüft, die Prostata getastet wurde. Diese Untersuchungen müssen zum Beispiel bei einem Patienten mit langwierigen Kreuzschmerzen durchgeführt werden. Sie dürfen einerseits nicht einfach wegfallen, andererseits brauchen sie nicht bei jeder Beratung wiederholt zu werden.

Für die zeitraubenden Notierungen von Untersuchungsbefunden eignen sich vorgedruckte *Untersuchungsbögen*. Braun [1] hat eine für die Allgemeinpraxis geeignete „Tabula diagnostica" veröffentlicht, später Vordrucke für Fieber, Kopfschmerzen und für Schwindel.

Diese Dokumentationshilfen dienen einerseits der Optimierung der Diagnostik, andererseits verkürzen sie die Zeitspanne für die Dokumentation.

Weiterhin wird empfohlen, anamnestische Angaben und Befunde durch *Abkürzungen und Symbole* auf der Karteikarte zu markieren (s. Seite 28). Eine so geführte Karteikarte kann allerdings im Extremfall einer Hieroglyphen-Handschrift gleichen. Davor muß man warnen, denn eine Kartei sollte so angelegt sein, daß sie auch von einem Praxisvertreter gelesen, benutzt und eventuell nach kurzer Einführung nach denselben Prinzipien weitergeführt werden kann.

Die räumliche Anordnung der Aufzeichnungen

Döhrn [2] hat empfohlen, bestimmte Sachverhalte immer an ganz bestimmten Stellen der Karteikarte einzutragen. Von Franz [3] wurde 1965 vorgeschlagen, die Karteikarte in drei Spalten aufzugliedern und die linke Spalte für anamnestische Angaben, die mittlere für Befunde und die rechte für Therapie-Eintragungen zu verwenden (Abb. 12).

In der Allgemeinpraxis läßt sich nicht, wie in der Klinik, die Anamnese umfassend erheben. Während der Beratung beim Allgemeinarzt laufen mit wechselnder Betonung Elemente aus Anamnese, Befunderhebung und Therapie nebeneinander her. So wird zum Beispiel bei einem Patienten, der zum ersten Mal wegen einer Fingerverletzung in die Praxis kommt, nicht eine umfassende Anamnese aufgenommen, und so erfährt der Arzt auch nicht, daß der Patient im zweiten Lebensjahr wegen Hüftluxation ein Jahr in Gips lag und mit 18 Jahren eine leichte Gelbsucht hatte. Wohl aber müssen solche Angaben dann erfragt werden, wenn der Patient wegen Magenschmerzen oder Gehbeschwerden oder wegen Untersuchung auf Sporttauglichkeit zum Arzt kommt. Ein Beispiel für die dreigeteilt geführte Karteikarte:

13. 12. 68, 17 Uhr. Heute 11 Uhr fiel Stein auf rechten Zeigefinger, als er seinem Schwager Emil Müller beim Bau der Garage Rosenstr. 12 half. Weiter gearbeitet. Zunehmender Schmerz	rechter Zeigefinger, Schwellung Mittelgelenk, 2 cm lange Platzwunde ulnar. Gelenk 170–150° beweglich	i.m. Tetagam i.m. Tetanol Fingerschienen Verband Überweisung D-Arzt (sofort!) arbeitsunfähig vom 13. 12. bis 26. 12.
20. 12. 68	Bericht D-Arzt: keine Fraktur, Wunde pp	2 Fäden entfernt kleiner Verband
23. 12. 68	Mittelgelenk, 2. Finger rechts: 180–90°, abgeschwollen	Rp. Hansaplast
01. 09. 69. 2 Wochen „Magenschmerz", Brechreiz. Kein Erbrechen. Als 18jähriger Gelbsucht, 6 Wochen Krankenhaus, trinkt täglich 5 Flaschen Bier	Eingehende Untersuchung RR 120/70, Puls 68, Cor Lunge o.B., Leber 2–3 Querfinger, Drucksch(+), derb, glatt. Urin Eiw ∅, Zu ∅, Sed o.B., Ubg —/+, Bili (+)	arbeitsunfähig vom 1. 9. bis 20. 9. Diät-Besprechung, zur Blutentnahme bestellt

Abb. 11. Beispiel einer dreigeteilt geführten Karteikarte

Diese Dreiteilung in Anamnese-, Befund- und Therapie-Spalte hilft bei der Suche nach früheren Informationen. Oft bittet ein Patient, man möge ihm dieselben Tabletten wie im Vorjahr verschreiben, deren Namen er vergessen hat. In Spalte 3 ist das Medikament schnell gefunden. Häufiger sucht man nach früheren Befunden. Stellt man z. B. eine Hypertonie fest, so kann man die Kartei fragen: Sind bei diesem Patienten schon früher Blutdruckwerte, Urin, Kreatinin und Harnstoff untersucht worden?
Eine weitere Differenzierung auf der Karteikarte ist möglich durch die Verwendung von *Farbstiften*. Nur sollte das System am Beginn der Praxis nicht zu perfektioniert sein, sonst besteht die Gefahr, daß die Methode unter Zeitdruck nicht durchgehalten wird. Die linke Anamnese-Spalte bietet schließlich auch die Möglichkeit, die multiplen, körperlich nicht begründbaren Beschwerden zu notieren, die bei jeder Sprechstundenberatung der Neurotiker vorgebracht werden.
Es ist zu empfehlen, alle anfallenden Papiere, also auch Facharzt-Befunde, Durchschriften von Gutachten, Zeugnissen und Krankschreibungen in der *Original-Karteitasche* aufzubewahren. Bei Ablage in gesonderten Ordnern muß sonst erst vor der Beratung zeitraubend aus Ordnern herausgesucht werden.
Nur etwa 10% der Karteitaschen werden erfahrungsgemäß im Laufe der Jahre durch das angefallene Material zu dick und unübersichtlich. In diesen Fällen kann man eine neue Karteitasche anlegen und darauf diagnostische

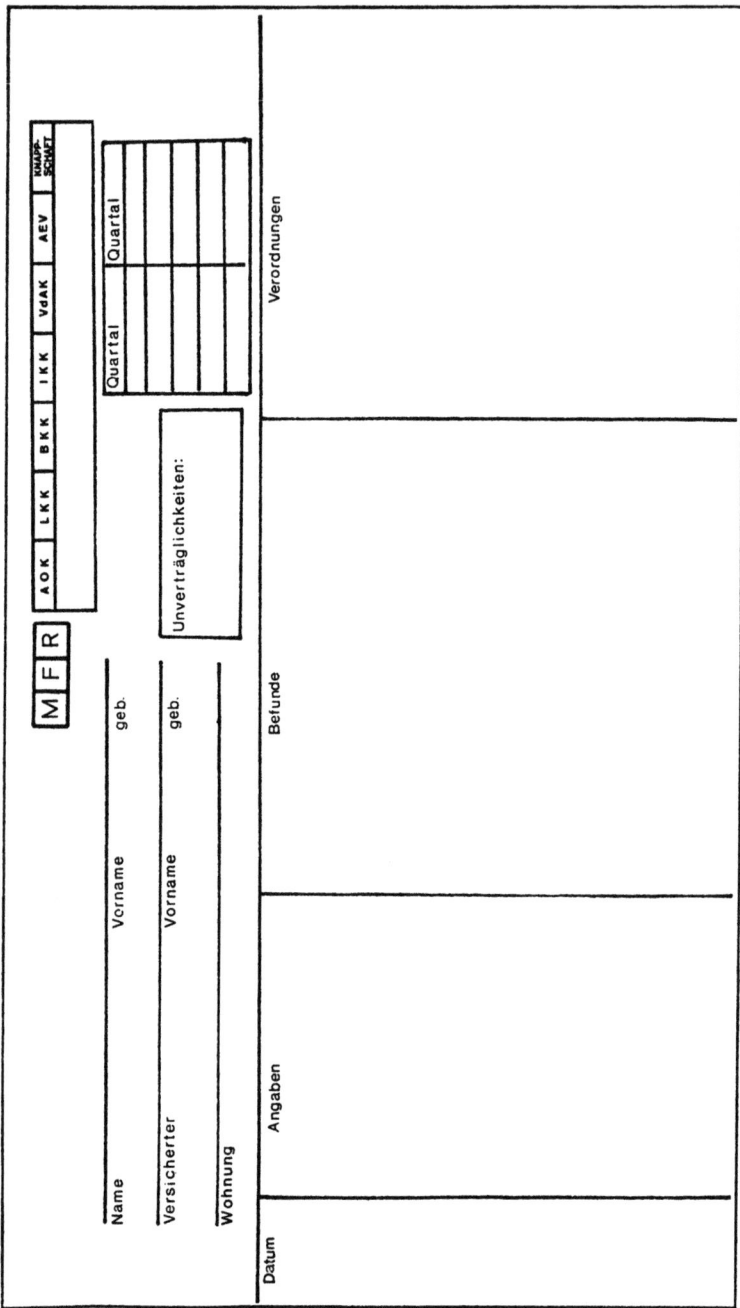

Abb. 12: Muster einer Karteikarte

Schlagworte notieren. Die alten Karteitaschen stellt man in eine *Ablegekartei*.

Es gibt keine generell richtige Art der Karteiführung, die für jeden Arzt geeignet wäre. Aber jeder Arzt kann in der Literatur und auch beim Studium der Karteien von Kollegen Anregungen erhalten, seine eigene Karteiführung zu verbessern.

Literatur

1. Braun, R. N.: Lehrbuch der ärztlichen Allgemeinpraxis. München: Urban & Schwarzenberg 1970
2. Döhrn, W.: Grundlagen der medizinischen Dokumentation (unveröffentlicht)
3. Franz, U.: Ein Vorschlag zur laufenden Führung der Patienten-Karteikarten. Landarzt **41**, 784 (1965)

Paul Brandlmeier

Hilfen für die Schnell-Dokumentation

Die Eintragungen des Arztes auf der Karteikarte erfolgen in der Regel mit Handschrift. Die Eintragungen sind praktisch immer stichwortartig. In nicht wenigen Fällen wird nur die Diagnose und der topographische Sitz der Erkrankung rechts neben dem Datumeindruck notiert, z. B.

Hordeolum li OLd.   Ekzem re UArm
Panaritium III li   Nasenbluten li

Für diese Kurzform der Dokumentation kann von *Stempeln* Gebrauch gemacht werden. Der Deutsche Ärzteverlag liefert z. B. für solche Zwecke einen Satz von 19 Stempeln (System Döhrn, Abb. 13).

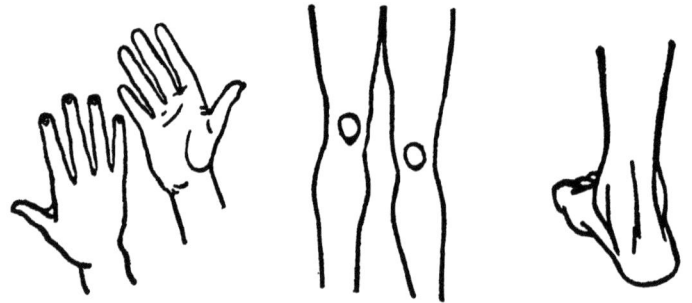

Abb. 13. Stempel Nr. 12, 15 und 17 des Systems Döhrn (die Stempel sind in Originalgröße wiedergegeben)

Soll ein Text in die Karteikarte eingetragen werden, so kann man sich der *Kurzschrift* bedienen. Das setzt allerdings die Lesbarkeit für einen Vertreter stark herab; außerdem lernt die jüngere Generation kaum noch die Kurzschrift. Was in Texten immer wieder als Wort oder Ausdruck gebraucht wird, kann schneller fixiert werden mit bestimmten Stempelsätzen oder durch *Pictogramme*.

Stempelsätze

Stempel werden angeboten als

  anatomische Symbolstempel,
  Labordatenstempel,
  sogenannte „Strichmännchen"

Vorzuziehen sind die Porous-Endlosstempel, die ohne Stempelkissen arbeiten. (Eine Mikrofarbe wird in einem Vakuumverfahren in die porösen Gummizellen des Stempels gepreßt, für die Farbe Violett sind dann z. B. 50000 Abdrucke ohne Nachfärbung möglich.)

Eine andere Vereinfachung sind die sich selbst einfärbenden Stempel in einer Stempelbox. Die Entnahme des Stempels geschieht über das Tip-Kick-Verfahren; durch einen Druck mit der Fingerkuppe wird der Stempel automatisch eingefärbt und springt griff- und stempelbereit heraus[1]. Einzelstempel herkömmlicher Art für die Dokumentation werden von einigen Firmen kostenlos zur Verfügung gestellt[2]. Wie mit Stempelsätzen schnell dokumentiert werden kann, soll das folgende Beispiel zeigen: Angenommen, es handle sich um eine vereiterte Wunde an der linken Zehe I, eine begleitende Lymphadenitis der linken Beinvenen und eine Schwellung in der linken Leistenbeuge (Abb. 14).

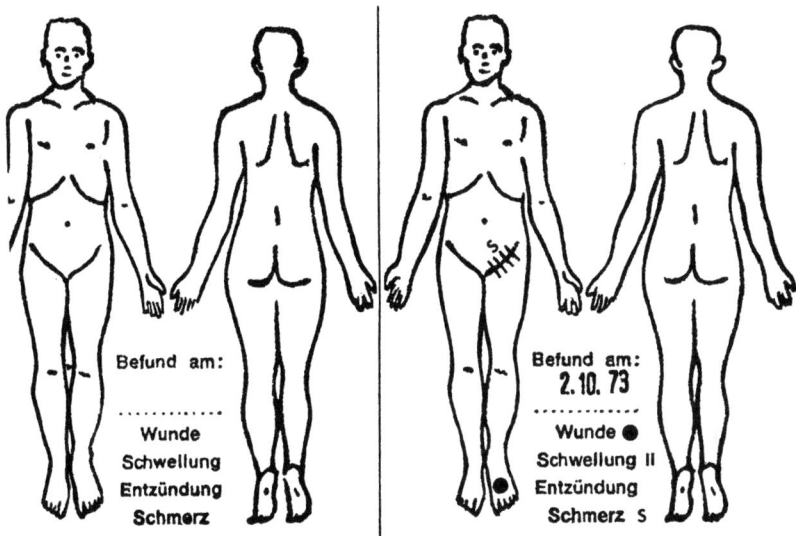

Abb. 14. Schnelldokumentation einer vereiterten Wunde am Fußrücken mit sekundärer Lymphadenitis (System Gärtner)

---

[1] Ratiomatic-Verlag, 7208 Spaichingen (Boxen für 6, 12, 24 oder 48 Stempel).
[2] Z. B. Umriß eines menschlichen Körpers von Boehringer, gynäkologische Stempel von Schering, für harnableitende Wege von Promonta, für rheumatische Erkrankungen von Thiemann.

Ideogramme

Ideogramme sind die Begriffszeichen für bestimmte Worte. Die Graphiker nennen solche Zeichen Pictogramme. Die Bilderschriften (z. B. ägyptisch oder chinesisch) verwenden Ideogramme anstelle einer phonetischen Schrift. Die Verwendung von Ideogrammen auf Kranken- oder Karteiblättern in kleinem Umfang wird wahrscheinlich von vielen Kollegen praktiziert. Ein Beispiel dafür aus den vorgedruckten „Conray-Blättern": Es stehen die Zeichen

⇥∥⇤ für Stenose		⇤∥⇥ für Erweiterung
⧣ für Verschluß		≶≶ für Geräusche
▶ für Ruptur		//// für Entzündung

Die Verwendung von Symbolen für Karteieintragungen des niedergelassenen Arztes ist 1959 von Scholer [2] vorgeschlagen worden. Szakolyi [3] und Gärtner (pers. Mitarb.) haben 1964 eine Reihe von „Zeichen" für die Dokumentation in der Allgemeinpraxis angegeben. Knabe [1] hat 1972 die Vorschläge von Szakolyi übernommen. Ein Teil der Allgemeinärzte lehnt diese Form der Schnelldokumentation ab, doch ist das wahrscheinlich nur eine Frage der Gewohnheit. Auf manche Patienten wirkt es unangenehm, wenn der Arzt bei der Erhebung der Anamnese fortwährend Notizen macht, statt zuzuhören. Es ist daher zu empfehlen, den Patienten zunächst seine Klagen vorbringen zu lassen, und erst wenn er mit der Schilderung seiner Beschwerden zu Ende ist mit Hilfe von Ideogrammen zu dokumentieren. Ein Beispiel für „Zeichen":

ſ	= Schwindel	⌀	= Appetitlosigkeit
┣	= Müdigkeit	ⓐ	= Brechreiz
⌐	= Kurzatmigkeit	♀	= Erbrechen
⊥	= Gewichtsabnahme	⊘	= Obstipation
⊤	= Gewichtszunahme	⊡	= Durchfall
○	= Auswurf	⊕	= blutiger Durchfall
⊕	= blutiger Auswurf	⊓	= Nykturie
▽	= Husten	♂	= Herzstechen

Beispiel für die Anwendung:
Der Klartext für eine anamnestische Erhebung soll lauten:
„In einem Jahr 8 kg Gewichtsverlust, jetzt appetitlos, leicht ermüdbar, kurzatmig, Nykturie, Husten mit Auswurf, seit 4 Wochen Obstipation."
In Pictogrammschrift:

In 12 Mon. 8 kg ⊥; ⌀; ┣; ⌐; ⊓; ▽; seit 4 Wochen ⊘

Es wird gespart an Zeit (für die Aufzeichnungen) und Platz (auf der Karteikarte), außerdem wird die Karteikarte dadurch übersichtlicher. Ein psychologisches Moment kommt hinzu: Das Gespräch mit dem Patienten wird viel weniger gestört, als wenn zeitraubend ein Klartext geschrieben wird. Außerdem kann der Vertreter die Pictogramme sehr schnell entziffern.

Für Vermerke über die Therapie sind Stempel wenig oder nicht geeignet; dagegen kann man auch hier wieder (sofern es sich nicht um Medikamentennamen handelt) mit Pictogrammen arbeiten, z. B.:

↑	= iv-Injektion	∩	= Lichtkasten
∕	= im-Injektion	⊓	= Glissonschlinge
⊛	= Höhensonne	⊕	= Inhalation
⊛	= Infrarotbestrahlung	⊐⊥	= Elektromassage
⊣⊢	= Kurzwelle	□	= Röntgen veranlaßt

Die handschriftliche Aufzeichnung dieser Pictogramme läuft schneller ab als das Heraussuchen entsprechender Stempel. Viele niedergelassene Ärzte dokumentieren auch in der Karteikarte mit den Ziffern der Gebührenordnungen.

Literatur

1. Knabe, H.: Der Arzt auf dem Lande und seine Helfer. Berlin: Volk und Gesundheit 1972
2. Scholer, H.: Die graphische Anamnese. Die Med. Welt 3, 112 (1959)
3. Szakolyi, A.: Anwendung von Symbolen in der Dokumentation. Inform.Bl. IGAM **4**, 26 (1969)

Helmut Pillau

Karteisysteme für die Allgemeinpraxis

Die Effizienz eines auf die Belange der Allgemeinpraxis abgestellten Karteisystems kann an vier Funktionsparametern orientiert werden:

der Karteiform,
der Kartei*blattsorte*
dem Ordnungsprinzip,
den Signalisierungshilfen.

Karteiformen

Steilkarteien (Standkarteien) mit Karteikarten gleicher Größe, entweder in Archivschachteln oder Schüben.
Hängekarteien. Die Karteipapiere sind über zwei seitliche Schienen zu verschieben; das Karteipapier „reitet" gleichsam auf den Schienen, die in einer Archivschachtel oder in einem Gestell montiert sind.
Pendelkarteien. Die Karteipapiere befinden sich in einem Hefter oder einer Tasche. Hefter oder Tasche hängen an einer Mittelschiene. Für die Bearbeitung muß man die Hefter oder die Taschen „ausklinken".
Flachsichtkarteien. Die Karteipapiere lagern flach in eigenen Klarsichthüllen auf Spezialschubzügen; die Karteipapiere liegen schuppenartig übereinander, nur ein Rand mit Namen und Signalisierungszeichen ist sichtbar (Abb. 15).

Karteiblattsorten

Einfache Karteikarten. Sie müssen aus Kartei*karton* sein, sonst biegen sie sich durch (200 g/m^2 sollten nicht unterschritten werden). Die Größe kann sein

DIN A 6 (Postkartengröße)
DIN A 5 (Überweisungsscheingröße)
DIN A 4 (Briefbogengröße)

Postkartengröße mag für Suchkarteien in Facharztpraxen genügen; für den Allgemeinarzt ist dieses Format zu klein. Die übernächste Größe DIN A 4 braucht viel Platz und ist unhandlich. Die meisten Allgemeinärzte führen deshalb die Karteiblattgröße DIN A 5. Diese Überlegungen, in bezug auf die Größe, gelten auch für die folgenden Karteiblattsorten:

einfache Karteikarte in DIN A 5

Faltkarten

a) mit Überschlag an der *unteren* Längskante
b) mit Überschlag an *beiden* Längskanten
c) wie bei b) jedoch mit einem *zusätzlichen* seitlichen Überschlag.

Faltkarten haben gegenüber der einfachen Karteikarte den großen Vorteil, daß Facharztberichte und andere Dokumente, ebenso Krankenschein und ein Einlegeblatt mit aufgenommen werden können (ohne daß man zu heften oder zu klammern braucht).

Hefter. Sie werden in erster Linie in der Größe DIN A 4 verwendet und kommen speziell für Pendelkarteien infrage.

Karteitaschen. Sie sind in den Größen DIN A 4 und DIN A 5 zu haben.

Wenn die Taschen geschickt angeschnitten sind, kann aus ihnen sehr rasch gearbeitet werden; der Platzbedarf ist allerdings wenigstens doppelt so groß wie bei einer Steilkartei. Die Anschaffungskosten sind mehrfach höher als bei Steilkarteien. (Abb. 15).

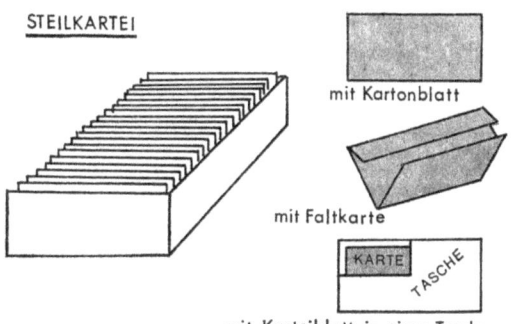

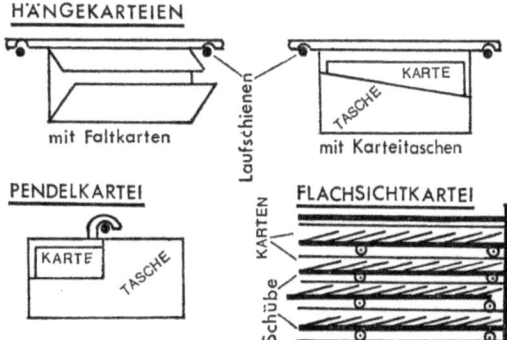

Abb. 15. Die vier in niedergelassenen Arztpraxen am meisten verwendeten Karteisysteme

Ordnungsprinzipien

nach dem Alphabet,
nach einer Personenkennzahl,
nach dem Natussystem.

Am häufigsten wird nach dem Alphabet geordnet. Arbeitet man mit Personenkennzahlen, so könnten Zahlen für Anfangsbuchstaben des Namens plus der Zahlen für das Geburtsdatum genommen werden.
Beim Natussystem wird primär nach dem Geburtsdatum geordnet. Ordnungen nach Kennzahlen oder Natussystem mögen für Suchkarteien besser als alphabetische Ordnungen sein, für die Allgemeinpraxis eignen sie sich jedoch wenig. Der Allgemeinarzt ist mit seinem Gedächtnis auf Namen fixiert. Werden statt des Namens Zahlen dokumentiert, so ist er eher irritiert. Außerdem: Wird ein Hausbesuch angesagt oder von einem kooperierenden Kollegen oder der Kasse angefragt, so müßte man erst über eine Suchkartei auf die Verschlüsselung in der Natuskartei nachsehen, um zu Unterlagen zu kommen.
Entschließt man sich zur alphabetischen Ordnung, so sollte die ungleiche Verteilung der Anfangsbuchstaben bei den Familiennamen mit in Rechnung gesetzt werden. Die Verteilung ist landsmannschaftlich unterschiedlich.

Signalisierungshilfen

Leitkarten (nur für Steilkarteien) mit aufgesetztem Leitbuchstaben. Unterteilt man eine Steilkartei mit Leitkarten, so entsteht eine Blockkartei.
Randmarkierungen. Die Oberkante der Karteikarte trägt – längs geschrieben – das Alphabet. Diejenige Stelle, die dem Anfangsbuchstaben des Namens entspricht, wird mit einem Filzstift oder einem Gummistempel deutlich markiert (Abb. 16).

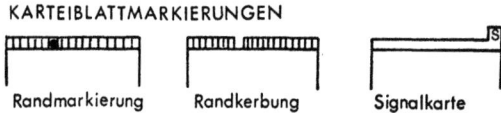

Abb. 16. Möglichkeiten der Karteiblattmarkierung

Randkerbungen. An der Oberkante wird eine bestimmte Stelle, die wie bei den Randmarkierungen einem bestimmten Buchstaben entspricht, mit einer Spezialzange ausgezwickt. Randmarkierungen und Randkerbungen sind gute Hilfen; es wird mit ihnen verhindert, daß eine Karteikarte nach dem Gebrauch falsch eingeordnet wird; sie sind eine Art optomechanische Kontrolle (Abb.16).
T-K Schieber (Termin-Kontrollschieber). Dies sind die Signalisierungshilfen des Hängekarteisystems Reiger-Boos (patentiert), eines ausgereiften Hängekarteisystems. T-K-Schieber sind eine Art farbiger Markierungen am oberen Längsrand des Karteidokuments.

Signalkarten. Dies sind DIN-A 5-Karten mit einer „Nase" oben oder seitlich in verschiedenen Farben (Abb. 16). Die Karte, deren Nase außerdem noch mit einem bestimmten Zeichen markiert werden kann, wird lose in die zutreffende Karteikarte eingelegt oder Karteitasche eingesteckt. So können z. B. fehlende Krankenscheine signalisiert werden.

Reiter, entweder
 Zungenreiter oder
 Fensterreiter

Reiter sind keine idealen Markierungshilfen; sie verschieben sich leicht oder gehen verloren oder beschädigen bei längerem Gebrauch die Karteikarte.

Farbmarkierungen (der Karteikarten oder Faltkarten). Am häufigsten ist die Verwendung roter Karten für weibliche Patienten und blauer für männliche. Die Farben nach Kassenzugehörigkeit zu wählen ist nicht zu empfehlen – bei Kassenwechsel, der nicht selten ist, muß dann die ganze Karte umgeschrieben werden.

Praktische Hinweise

Heftet man Röntgenbilder ab, so empfiehlt es sich, sie gesondert abzuheften mit einer fortlaufenden Nummer. Die Nummer trägt man auf der Karteikarte ein (z. B. 366/K, K wäre der Anfangsbuchstabe des Namens des Patienten). Die praktische Form der Abheftung von Röntgenbildern in der Allgemeinpraxis ist eine Hängekartei in Heftern entsprechender Größe.

Zieht man eine Karteikarte heraus, so kann man die nächstfolgende etwa 2 cm nach oben ziehen; die Helferin weiß dann schneller, wo sie wieder einordnen soll (nur bei Steilkarteien!).

Auf den Facharztbefunden kann man – zur schnelleren Orientierung – Pathologisches mit Rotstift unterstreichen; in der Mehrzahl bringen zurückkommende Fachuntersuchungsberichte Werte im Normalbereich.

Mitunter werden bei den Allgemeinärzten zwei Karteien geführt, die *Hauptkartei* und die *Aktivkartei.* In die Aktivkartei werden nur die Karteidokumente derjenigen Patienten eingereiht, die im laufenden Quartal zur Behandlung kommen. Das hat allerdings zur Voraussetzung, daß am Ende der Quartalsabrechnung alle Karteikarten der „Aktivkartei" in die Hauptkartei einsortiert werden müssen.

Vor Einrichtung einer Kartei sollte man zunächst deutlich seine Anforderungen definieren. Darauf muß man sich dann seine Kartei maßschneidern. (Hat sich eine Lösung als schlecht erwiesen, muß sie so bald wie möglich, selbst unter Opfern, durch eine bessere ersetzt werden.)

Als Beispiel eine Form der Karteiführung: Die Forderungen sind

1. Reduzierung unnötiger Schreibarbeit
2. Verhinderung doppelter Buchführung

3. Vermeidung von „Honorarselbstkürzung" (Eintragungen werden vergessen)
4. „Aktualität". Im Erkrankungsfall kann jederzeit abgerechnet werden
5. Ständige Kontrolle auf Richtigkeit
6. Verhinderung innerbetrieblicher Krisen am Quartalsende (der Quartalswechsel bringt mehr Arbeit)
7. Trennung vom kaufmännischen Teil (Krankenschein) und medizinischen Teil (Karteikarten)

Die Anwendung sieht so aus: Betritt ein neuer Patient die Praxis, wird zuerst eine Adremafolie geschrieben. Mit dieser Folie werden nacheinander eine Cedip-Karteikarte, ein DIN-A 5-Blatt selbstdurchschreibendes Papier und ein Rezept beschriftet. Der Krankenschein wird kontrolliert, mit Praxisstempel und KV-Kontonummernstempel versehen und das Quartal links oben eingetragen. Dann werden Durchschreibepapier, Krankenschein (mit der Rückseite nach vorn), Adremafolie und Rezept in die Karteikarte eingelegt. Bei jedem Erscheinen des Patienten wird von der Helferin zuerst das Datum und als mindeste Leistung eine Beratung eingetragen oder andere Leistungen, die von der Helferin erbracht werden, z. B. Bestrahlung, i.m. Injektion, Verband. Ist der Patient im Sprechzimmer und wird eine Anordnung getroffen, wird ebenfalls die Leistung sofort auf dem Krankenschein eingetragen (EKG, Ohrenspülung usw.). Auch jede Diagnose wird sofort auf dem Krankenschein eingetragen. Ergebnis: Ständige Kontrolle, kein Vergessen. Da die Durchschrift in der Kartei verbleibt, entfallen Eintragungen dieser Art auf der Karteikarte. Dort stehen hinter dem Datumstempel, der nur bei Bedarf angebracht wird, allein medizinische Befunde oder subjektive Angaben des Patienten (Beschwerden, Blutdruckwerte, Laborergebnisse).

Bezugsquellen

Einfache Karteikarten	Deutscher Ärzteverlag, Köln
Faltkarten	Deutscher Ärzteverlag, Köln
	Verlag Frühmorgen, München, Schwindstraße 5
	Firma Klinge, Arzneimittelwerk München
Faltkarten mit Alphabet an Oberkante	Cedip München, Destouchesstraße 67
Hängekarteien	Elba, Wuppertal-Elberfeld, Postfach 198
Hängekarteien mit Klarsicht-Taschen-System	Reiger-Boos, Frankfurt, Mendelssohnstraße 42
Flachsichtkarteien	Remington Rand, Kardex System, München, Widenmayerstraße 29
Signal-Einlegekarteien	Orga Med 6, Frankfurt, Rüsterstraße 15
Karteimappen	Mappei-System, 56 Wuppertal 1, Briefstraße 17

Paul Brandlmeier

Rechtliche Fragen zur Karteiführung

Alle durch die Landesärztekammern erlassenen Berufsordnungen (BO) enthalten bestimmte Paragraphen, die den Arzt *verpflichten*, Aufzeichnungen über Befunde und Behandlungsmaßnahmen zu machen.

Beispiel: Der § 8 der Berufsordnung für die Ärzte Bayerns lautet:
„(1) ... Der Arzt hat über Befunde und Behandlungsmaßnahmen hinreichende Aufzeichnungen zu machen.
(2) Ärztliche Aufzeichnungen sind mindestens 10 Jahre nach Abschluß der Behandlungen aufzubewahren. Eine längere Aufbewahrung ist dann erforderlich, wenn sie nach ärztlicher Erfahrung geboten ist. ..."

Über den Umfang der Aufzeichnungen wird nichts Näheres bestimmt. Eine weitere Pflicht zur Führung von Aufzeichnungen durch den Arzt ergibt sich aus § 5 des Bundesmantelvertrages (BMV).
Aus den Paragraphen der BO und des BMV geht zwingend hervor, daß die Aufzeichnungen *mindestens für die Dauer von zehn Jahren nach Abschluß der Behandlung aufzubewahren* sind. Dies gilt auch dann, wenn der Patient inzwischen verstorben sein sollte.
Mitunter werden *Schadensersatzansprüche* gestellt mit der Begründung, der Zusammenhang zwischen der gesundheitlichen Beeinträchtigung und dem Schadenereignis habe sich erst später erkennen lassen. Es ist deshalb ratsam, bei ernsteren Beschwerden, bei Unfällen und für Impfungen, die *schriftlichen Aufzeichnungen 20 Jahre aufzubewahren*.
Röntgenfilme werden manchmal dem Patienten zur dauernden Aufbewahrung mit nach Hause gegeben. Gegen solche Gepflogenheit können Bedenken erhoben werden, weil sie strenggenommen ein Verstoß gegen die *Aufbewahrungspflicht* des Arztes sind. Platten und Filme sind außerdem Eigentum des Arztes; ein Recht des Patienten auf Besitzüberlassung ergibt sich nur, wenn dies unter den Beteiligten vereinbart worden ist.
Im § 300 des Strafgesetzbuches (StGB) ist die unbefugte Offenbarung des anvertrauten Intimbereiches unter Strafe gestellt. Eine ärztliche Kartei muß also so aufbewahrt werden, daß Dritte daraus keine Informationen entnehmen können.
Aufgrund § 97 der Strafprozeßordnung (StPO) ist die Beschlagnahme ärztlicher Untersuchungsdokumente grundsätzlich verboten.

Paul Brandlmeier

Arzt und Sozialversicherung

Die Medizin hat in den industrialisierten Staaten nicht nur eine starke Bindung zu den Naturwissenschaften, sondern auch eine starke Abhängigkeit von den gesellschaftspolitischen und ökonomischen Verhältnissen. Die Medizin in den industrialisierten Staaten ist personalaufwendig, zeitaufwendig und vor allem auch kostenaufwendig. In der Bundesrepublik Deutschland mußten 1971 für das Gesundheitswesen

61 Milliarden DM
ausgegeben werden,
30 Milliarden DM hatten die Krankenkassen
aufzubringen,
der Produktionsausfall durch Krankschreibung wird auf
20 Milliarden DM beziffert.

Es ist verständlich, daß diese enorm hohen Summen nach ihrem Aufbringen und ihrer Verwendung nicht von beliebigen interessierten Gruppen gesteuert werden können, sondern daß hierfür im Laufe der Zeit bestimmte Gesetzeswerke entstehen mußten. Es sind vor allem drei Gesetzeswerke, die die ärztliche Versorgung der Bevölkerung in der Bundesrepublik Deutschland regeln

das Krankenversicherungsgesetz	erlassen 1883
das Unfallversicherungsgesetz	erlassen 1884
das Invalidengesetz	erlassen 1889.

Die Bestimmungen dieser drei Versicherungen wurden im Jahre 1911 zusammengefaßt und mit der im gleichen Jahr entstandenen Angestelltenversicherung neu herausgegeben als Reichsversicherungsordnung (RVO), die bis heute gültig ist. Die RVO regelt über zahlreiche Paragraphen (1805) die Beziehungen zwischen den

Kassenärzten und den
Versicherungsträgern.

Die Versicherungsträger sind:

für die Krankenversicherung	die Krankenkassen
für die Unfallversicherung	die Berufsgenossenschaften (BG)
für die Invalidenversicherung (jetzt: Rentenversicherung)	die Landesversicherungsanstalten (LVA)

Die Kassenärzte sind vertreten durch die

kassenärztlichen Vereinigungen der Länder
oder deren gesetzliche Spitze, die
Kassenärztliche Bundesvereinigung (KBV).

Damit schieben sich zwischen die persönlichen Bindungen oder Beziehungen von Patient und Arzt anonyme Partner, die gezwungen waren und gezwungen sind, dafür zu sorgen, daß von *beiden* Partnern ökonomische wie sozialpolitische Gesichtspunkte und Rücksichtnahmen nicht ignoriert werden. Es ist daher für jeden Arzt wichtig, besonders für den Allgemeinarzt über die Sozialgesetzgebung und die Versicherungsträger orientiert zu sein.

Krankenkassen

Im Jahre 1971 gab es in der Bundesrepublik Deutschland 1801 Krankenkassen, die in acht Gruppen gegliedert waren:

Ortskrankenkassen	mit 10,9 Mill.	Stammversicherten
Betriebskrankenkassen	mit 3,2 Mill.	„
Innungskrankenkassen	mit 1,3 Mill.	„
Landkrankenkassen	mit 0,3 Mill.	„
Ersatzkassen für Angestellte	mit 5,9 Mill.	„
Knappschaftskassen	mit 0,4 Mill.	„
Arbeiterersatzkassen	mit 0,3 Mill.	„
Seekasse	mit 0,07 Mill.	„

(Bei den „Stammversicherten" sind, wenn auch nicht immer so doch sehr oft die Familienangehörigen mitversichert.)

Es gibt Pflichtversicherte und freiwillig Versicherte. Die Pflicht, sich versichern zu müssen, ist abhängig vom monatlichen Lohn oder Gehalt.

Nach dem Krankenversicherungsgesetz waren versichert:

1883 rund 10% der Bevölkerung
1900 rund 33% der Bevölkerung
1972 rund 91% der Bevölkerung

Die Ausgaben der Krankenkassen stiegen von

7,6 Milliarden DM im Jahre 1958 über
15,6 Milliarden DM im Jahre 1965
auf fast
30,0 Milliarden DM im Jahre 1971 und
32,0 Milliarden DM im Jahre 1972

Ein Fünftel bis ein Sechstel dieser Summen entfiel auf die Ausgaben für Medikamente (Abb. 17).

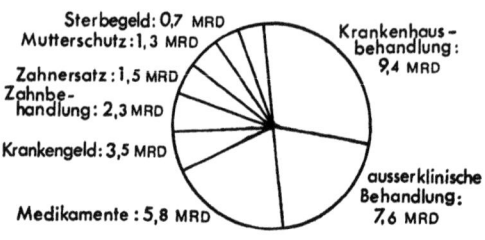

Abb. 17. Die Ausgaben der gesetzlichen Krankenversicherung in der BRD für 1972 (in Milliarden DM)

Die Ausgaben der Krankenversicherung werden durch den sogenannten gespaltenen Beitragssatz finanziert, d. h. Arbeitnehmer und Arbeitgeber müssen je nach Lohnhöhe einen bestimmten Betrag abführen, derzeit etwa 10% des Monatslohnes. Diese Verpflichtung besteht bis zu einer gewissen Höhe des Verdienstes der sogenannten Beitragsbemessungsgrenze, die durch das Parlament bzw. die Regierung festgelegt wird. Seit 1. Januar 1974 liegt diese Grenze bei 1875,— DM Monatseinkommen.

Berufsgenossenschaften

Es gibt

36 gewerbliche und
19 landwirtschaftliche

Berufsgenossenschaften (BG), zu denen 42 Ausführungsbehörden gehören. Die BG sind die Träger der Unfallversicherung; sie stehen unter der Rechtsaufsicht des Bundesversicherungsamtes Berlin. Im Jahre 1968 lagen die ärztlichen Aufwendungen für Unfälle bei 4,3 Milliarden DM; sie stiegen auf 5,2 Milliarden im Jahre 1971.

Landesversicherungsanstalten

Es gibt 20 Landesversicherungsanstalten (LVA); sie tragen die Rentenversicherung, die früher Invalidenversicherung hieß. Diese Institutionen gewähren nicht nur die Berentung, sondern auch

Heilbehandlung
Berufsförderung und
soziale Betreuung

um vorzeitiger Invalidisierung vorzubeugen. Zum gleichen Zweck betreiben die LVA eigene Rehabilitationskliniken.

Die drei genannten Versicherungen gewähren sogenannte Regelleistungen, nämlich

> ärztliche Behandlung,
> Medikamente nach Rezeptur durch den Arzt,
> Sachleistungen (Massagen, Bäder usw.),
> Krankenpflege im Hause oder Krankenhauspflege,
> Krankenhilfe, Mutterschaftshilfe, Sterbegeld,
> Hilfen bei Umschulung,
> Heilverfahren.

Auf die Versicherungsleistung besteht ein öffentlich-rechtlicher Anspruch, auf Bedürftigkeit kommt es nicht an. Trotz Staatszuschüssen und Bestandsgarantie ist die Sozialversicherung *keine* staatliche Versorgung[1].

Das Sozialversicherungswesen wurde im Laufe der Jahre weiter ausgebaut durch

> das Arbeitslosenversicherungsgesetz   erlassen 1927
> das Arbeitsplatz-Schutzgesetz   erlassen 1957
> das Unfallversicherungs-Neuregelungsgesetz erlassen 1963
> das Sozialhilfegesetz   erlassen 1963

Krankheit hat heute, anders als in früheren Jahrzehnten, nicht nur eine Bedeutung für den einzelnen, den ein Schicksalsschlag trifft, sondern auch eine enorme Bedeutung für die Gesamtheit einer Bevölkerung. Mindestens für die kurative Medizin besteht daher heute ein hoher Grad an *Sozialpflichtigkeit*.

---

[1] Wenn eine gesetzliche Krankenkasse die Ausgaben nicht mehr durch die Beiträge decken kann, muß der Bund für das Defizit aufkommen.

Helmut Sopp

Die Krankschreibung — Umfang und Bedeutung

Unter Krankschreibung versteht man die ärztliche Attestierung, daß ein Patient aus Krankheitsgründen nicht arbeitsfähig ist. Die vorzulegende *Arbeitsunfähigkeitsbescheinigung* muß enthalten

>eine eindeutige Diagnose
>sowie einen kurzen Befundbericht
>und die verordnete Dauer der Arbeitsunfähigkeit
>oder falls die Diagnose noch ungesichert ist, einen vorläufigen Befundbericht aus dem hervorgeht, daß weitere diagnostische Maßnahmen eingeleitet sind.

Eine *vertrauensärztliche Begutachtung* der Arbeitsunfähigkeit ist angezeigt, wenn

>die vorgelegte Arbeitsunfähigkeitsbescheinigung eine unklar gehaltene Diagnose enthält oder ein Befundbericht fehlt,
>Zweifel an der Art der Arbeitsunfähigkeit bestehen,
>bei häufiger Krankmeldung Rehabilitationsmaßnahmen oder sozialmedizinische Maßnahmen angezeigt erscheinen.

Die Initiative zur Krankmeldung geht fast immer vom Patienten aus; der Arzt kann die Bestätigung der Krankmeldung nur dann ablehnen, wenn er sicher ist, daß der Patient ein Simulant ist oder offensichtlicher Versicherungsbetrug praktiziert werden soll. Beides ist selten.

Krankenstandszahlen beziehen sich immer nur auf eine soziologisch definierte Einheit. Es kann dies eine Krankenkasse, ein Werk, die Abteilung eines Betriebes, eine Alters- oder Einkommensgruppe, eine Nationalität, ein geographischer Bereich, ja sogar eine Einzelperson sein.

Die Berechnungen des Krankenstandes werden überwiegend von den Krankenkassen und den ihnen vorgeordneten Dienststellen (z. B. den Arbeitsministerien) durchgeführt. Da die Krankenkassen nur eine Fallstatistik (also keine Personenstatistik) führen, ist eine Aufgliederung des Krankenstandes nach bestimmten Kategorien, zum Beispiel auf die Person, auf die Zahl der Nichtkranken, auf die Fallzahl pro Kopf usw. bezogen, nicht oder nur mit Einschränkungen möglich. Ein weiterer Nachteil liegt darin, daß der Krankenstand an bestimmten Stichtagen ausgezählt wird und dann im Vomhundertsatz der Gesamtmitglieder angegeben wird. Dabei ist die Höhe des Krankenstandes beträchtlich vom Wochentag der Zählung abhängig. Eine im Auftrag eines großen pharmazeutischen Werkes durchgeführte Krankenstandsanalyse ergab zum

Beispiel, daß die weiblichen Mitarbeiter nach einer kürzeren oder längeren Krankheit *ausnahmslos* an einem Montag die Arbeit wieder aufnahmen.

Krankenstand nach Bundesländern

Die sehr exakten Statistiken des Bundesverbandes der Ortskrankenkassen gestatten einen *Überblick* über den Krankenstand in den Bundesländern (Tab. 10). Der Krankenstand in den Bundesländern ist sehr unterschiedlich. Dies ist eine Feststellung, die keineswegs selbstverständlich ist, denn es wäre anzunehmen,

Tabelle 10. Krankenstand der Pflichtmitglieder der Ortskrankenkassen am 1. 4. 1972, aufgeteilt nach den westdeutschen Ländern

	Männer	*Frauen*
Berlin	7,46%	7,24%
Saarland	5,72%	5,37%
Nordrhein	5,44%	5,17%
Bremen	5,44%	4,87%
Bayern	5,15%	5,25%
Niedersachsen	5,14%	5,30%
Hamburg	5,06%	5,15%
Westfalen	5,03%	5,13%
Rheinland-Pfalz	4,69%	4,64%
Baden-Württemberg	4,37%	4,49%
Schleswig-Holstein	4,22%	4,44%
Hessen	4,13%	4,45%

daß sich im Bereich der „Großzahlen" der Krankenstand nach den Gesetzen der Wahrscheinlichkeit nivelliert. Besonders fällt auf, daß der Krankenstand der AOK Berlin am 1. 4. 1972 fast 50% über dem Bundesdurchschnitt lag. Weiterhin erkennt man, *daß der Krankenstand der Frauen nicht generell über den Vergleichszahlen der Männer liegt.* Am Stichtag des 1. 5. 1972 war der Krankenstand der Frauen in Nordrhein, Berlin, im Saarland und in Rheinland-Pfalz deutlich niedriger als der Krankenstand der Männer.

Krankenstand und Jahreszeit

Die Abb. 18 zeigt die Abhängigkeit des Krankenstandes von der Jahreszeit. Auffallend sind die Exazerbationen jeweils am Jahresbeginn. Eine Auszählung der Diagnosen von rund 40000 AU-Fällen ergab, daß es sich nicht um „Grippewellen", sondern um „Krankheitswellen" handelt. Es führen dabei die Krankheiten des Respirationstraktes und die Synonyma für Grippe-Influenza nicht stärker als im übrigen Jahr. Meteorologische Einflüsse spielen eine Rolle.

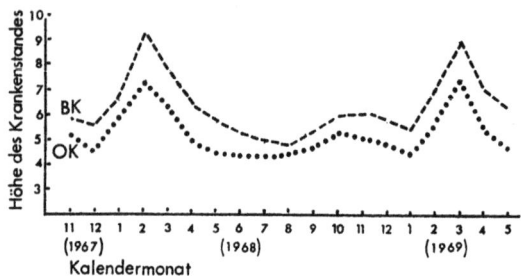

Abb. 18. Abhängigkeit des Krankenstandes von der Jahreszeit. (Ausgezählt aus 33 aufeinanderfolgenden Monaten für Betriebskrankenkassen (BK) und Ortskrankenkassen (OK). Die Abbildung zeigt die Zahlen aus 19 aufeinanderfolgenden Monaten

Werkspezifischer Krankenstand

Um Einblick in die Krankenstände von Betrieben der Großindustrie zu bekommen, wurden die Krankenstandszahlen der Monate Januar 1971 bis März 1972 in 3 Werken der Pharmaindustrie (Abb. 19), in 3 Werken der eisenschaffenden Industrie (Abb. 20), in 3 Werken der eisenverarbeitenden Industrie und in 3 Werken der Automobilindustrie untersucht.

Man kann davon ausgehen, daß die allgemeinen Arbeitsverhältnisse innerhalb der einzelnen Industriezweige einander ähnlich sind. In vielen Werken der gleichen Branche wird man die gleichen äußeren Arbeitsbedingungen antreffen. Die Unterschiede im Krankenstand können also mit Sicherheit nicht auf eine unterschiedliche Schwereskala der Belastung durch die Berufstätigkeit zurückgeführt werden.

Die Wochenarbeitszeiten sind branchenmäßig gleich, auch der Schichtrhythmus ist übereinstimmend. Man lebt in ähnlichen Wohnverhältnissen; die Ernährung ist weitgehend die gleiche. Es gibt keine grundsätzlichen Verschiedenheiten im Altersaufbau. Man kann davon ausgehen, daß Art und Güte der Versorgung durch die Allgemeinärzte in den verschiedenen geographischen Bereichen untereinander vergleichbar sind. Man erleidet als Arbeitnehmer die gleichen zivilisatorischen Schädigungen, und vor allem läßt sich mit Sicherheit aussagen, daß die Konstitutionstypen die Disposition zu anlagebedingten Krankheiten in den größeren Bevölkerungsgruppen zahlenmäßig gleich sind. So sind z. B. Diabetes und maligne Tumoren im Diagnoseprisma der Werke gleich häufig. Obwohl die vergleichbaren äußeren Arbeitsbedingungen und die allgemeinen Lebensumstände gleich oder ähnlich sind, liegen die Verschiedenheiten des Krankenstandes weit außerhalb der Toleranzen einer Zufallsstreuung. *Der Krankenstand ist werkspezifisch!*

Die Ursachen – vielleicht auch gelegentlich die Motive – des unterschiedlichen Krankenstandes sind nicht in den äußeren Gegebenheiten zu suchen, sondern hängen mit *sozialpsychologischen und soziologischen Faktoren* zusammen. Das

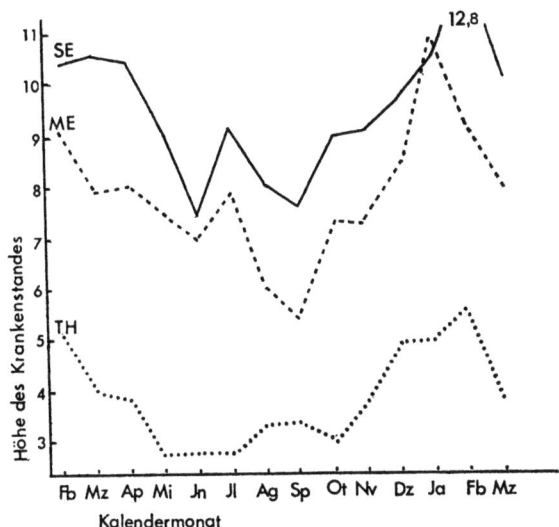

Abb. 19. Höhe des Krankenstandes in drei Großbetrieben der pharmazeutischen Industrie (SE, ME, TH) in den Monaten Februar 1971 bis März 1972. (Die Zahlen betreffen die Vomhundertsätze des Krankenstandes der Pflichtmitglieder mit Entgeltzahlungsanspruch für mindestens 6 Wochen)

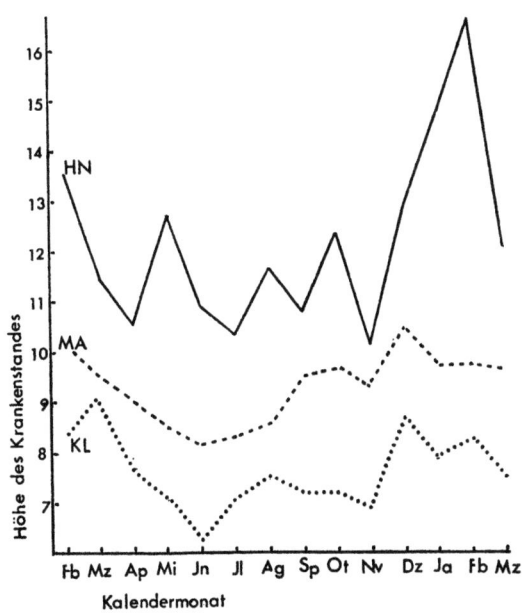

Abb. 20. Höhe des Krankenstandes in drei Großbetrieben der eisenschaffenden Industrie (HN, MA, KL) in den Monaten Februar 1971 bis März 1972

seelische Klima am Arbeitsplatz, die Frustration oder Erfüllung der Mindestansprüche der Mitarbeiter im zwischenmenschlichen Bereich bestimmen weitgehend das Wohlbefinden und damit Gesundheit und Krankheit.
Die Einwirkung sozialpsychologischer Zusammenhänge auf den Krankenstand zeigt sich mit besonderer Deutlichkeit, wenn man die Entwicklung der Krankenstandszahlen in der Industrie vergleicht mit der Entwicklung im Steinkohlenbergbau (Abb. 21).

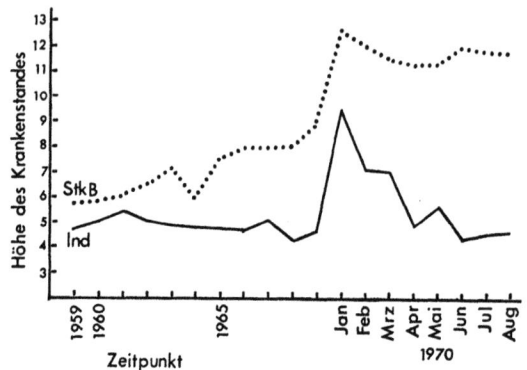

Abb. 21. Entwicklung des Krankenstandes im Steinkohlenbergbau des Ruhrgebietes (StkB), verglichen mit dem Krankenstand der Ortskrankenkassen im gleichen Zeitraum (Ind)

Die unklaren Zukunftsaussichten im Steinkohlenbergbau wirkten sich in einer Gesundheitsschädigung der Kumpel aus. Es wird niemand auf den Gedanken kommen, daß die vielen Tausend von Krankschreibungen etwa auf Simulation zurückzuführen sei. Es handelte sich um „echte", d. h. objektiv nachweisbare Gesundheitsstörungen. Die sozialpsychogene Ätiologie der Krankheiten bedingt keineswegs nur Aggravation oder sogenannte funktionelle Krankheiten, sondern schließt die organischen Krankheiten mit ein.

Gruppenspezifischer und personentypischer Krankenstand

Die Höhe des Krankenstandes ist außerdem gruppenspezifisch und personentypisch. Es gibt zweifelsfrei eine Personengruppe, die die Besonderheiten der nur epikritischen Beurteilungsfähigkeit des Bagatellfalles auszunutzen versteht. Diese Personengruppe ist durch eine häufige Krankmeldung mit geringer Durchschnittsdauer der einzelnen Krankschreibung charakterisiert.
Wenn man die durchschnittliche *Krankheitsdauer* als Maßstab für die Schwere der Krankheit nimmt, so läßt sich sagen, daß – statistisch – ein großer Teil des Krankenstandes von einer relativ kleinen Zahl von Mitarbeitern gestellt wird.

Der Anteil der mehrfach Kranken an den Ausfalltagen ist weit höher als es der Personenzahl entspricht (Abb. 22 u. 23).

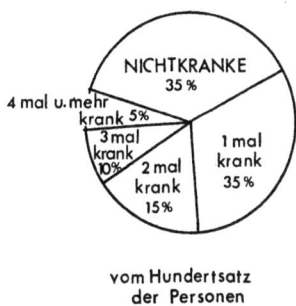

vom Hundertsatz der Personen

Abb. 22. Prozentualer Anteil der während eines Jahres nicht krankgeschriebenen Krankenkassenmitglieder und der ein- und mehrmals krankgeschriebenen Mitglieder

Tabelle 11. Krankheitsgruppen, derentwegen in der BRD 1971 Arbeitsunfähigkeit (AU) attestiert wurde mit dem Anteil an den rund 67 Millionen Arbeitsunfähigkeitstagen (wegen Erkrankung). Die Zahlen betreffen die Pflichtmitglieder der gesetzlichen Krankenversicherung. Hinzugefügt ist die durchschnittliche Dauer der Arbeitsunfähigkeit in diesen Krankheitsgruppen

Krankheitsgruppe	AU-Tage infolge Krankheit	∅-Dauer je Fall
akute Krankheiten der oberen Luftwege (ohne Tbc)	8 396 409	13,79
Oberflächliche Verletzungen, Prellungen und Quetschungen	7 665 303	11,61
Grippe	7 531 781	12,84
Muskelrheumatismus	6 653 837	15,70
Krankheiten des Magens und Zwölffingerdarms (ausgenommen Ulcera)	6 041 335	15,44
Krankheiten der Knochen und Bewegungsorgane	6 023 610	53,44
Bronchitis	5 925 777	21,18
Chronische, nichtrheumatische Herzerkrankungen	4 741 552	18,23
Knochenbrüche (ausschließlich Schädelbruch und Bruch der Wirbelsäule)	4 108 868	49,76
Magen- und Zwölffingerdarmgeschwüre	3 508 066	32,39

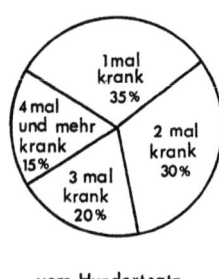

vom Hundertsatz
der Krankentage

Abb. 23. Prozentualer Anteil an den Gesamtkrankentagen nach ein- oder mehrmals während eines Jahres wegen Erkrankung arbeitsunfähig geschriebenen Krankenkassenmitgliedern

Aus der Tabelle 11 ist ersichtlich, welche *Krankheitsgruppen* das Schwergewicht bei der Krankschreibung bilden und wie die Durchschnittsdauer des Krankenfalles war.

Die Krankschreibung als therapeutische Maßnahme

Am Beispiel der Krankschreibung zeigt sich deutlich, daß sich die ärztliche Arbeit in einem Ermessensspielraum bewegt, der von einem Computer nicht begriffen werden könnte. Auch wenn es möglich wäre, dem Elektronen- „gehirn" alle objektiven Daten des Patienten einzugeben, dazu die Spezifitäten einer Arbeitsplatzbeschreibung, wäre in allen Zweifelsfällen – und das sind $^4/_5$ aller Krankheitsfälle – allein die Beurteilung durch den behandelnden Arzt entscheidend; er beurteilt mit die psychosozialen Probleme des Krankheitsfalles. Die Krankschreibung ist eine erste und eingreifende *therapeutische* Maßnahme, für die es keine Regeln und Gesetze gibt. Die Krankschreibung ist von der Erfahrung und dem „klinischen Blick" des Arztes abhängig und entzieht sich im normalen Alternativfall jedem Versuch einer scheinobjektiven Reglementierung.

Berücksichtigt man den sozialen Faktor in der Ätiologie der Alltagskrankheiten und stellt weiterhin in Rechnung, daß die große Gruppe von Krankheiten, die vorzugsweise zu Frühinvalidität führen, Aufbrauch- und Verschleißkrankheiten sind, so kommt man zwangsläufig zu dem Schluß, daß damit ein wesentliches Anliegen der Allgemeinmedizin angesprochen ist. Die Vorstufen des Aufbrauch- und Verschleißsyndroms bleiben oft während der Entwicklungszeit von 10 bis 15 Jahren ausschließlich in der Behandlung der Allgemeinärzte.

Die Krankschreibung ist paradigmatisch für die Notwendigkeit des in eigener Verantwortung arbeitenden Allgemeinarztes. Sie ist eine der wichtigsten therapeutischen Maßnahmen und hat gleichzeitig eine große ökonomische Bedeutung. Es ist nicht möglich, die beiden konstitutiven Entscheidungsmaßstäbe – die Kenntnis des Patienten und seiner Krankheit, wie das Wissen von der beruflichen Belastung am Arbeitsplatz – zu reglementieren. Die Beurteilung ist allein vom Wissen und Können des behandelnden Arztes abhängig, und man kann sie weder rationalisieren noch automatisieren. *Wie bei allen therapeutischen Maßnahmen muß der Arzt bei der Einschätzung der Arbeitsfähigkeit die Gesamtsituation des Kranken, Soma, Psyche und Umwelt in seine Überlegungen einbeziehen.*

Oskar Scherbel

Berufsunfähigkeit und Erwerbsunfähigkeit infolge Krankheit

Begriffsbestimmungen

Man unterscheidet zwischen

Arbeitsunfähigkeit
Berufsunfähigkeit
Erwerbsunfähigkeit und
Invalidisierung.

Dazu gehören weitere Begriffe wie Wartezeiten, Umschulung, Rehabilitation, Prävention und andere.

a) Arbeitsunfähigkeit

Unter Arbeitsunfähigkeit (AU) versteht man das Unvermögen eines Versicherten, die zuletzt verrichtete Arbeit weiterzuführen. Dem Zustand muß Krankheit zugrunde liegen. Der Allgemeinarzt oder der niedergelassene Facharzt stellen darüber eine vorgeschriebene Bescheinigung aus, die sogenannte „Arbeitsunfähigkeitsbescheinigung" und geben auf diesem Formular die Diagnose oder die vermutete Diagnose und die Zeit der Arbeitsunfähigkeit (meist eine oder mehrere Wochen) an. Diese Regelungen fallen unter die Bestimmungen der Krankenversicherung, nicht der Rentenversicherung.

b) Berufsunfähigkeit

Berufsunfähigkeit (BU) liegt dann vor, wenn infolge einer Krankheit oder eines Gebrechens die Erwerbsmöglichkeiten eines Versicherten in seinem Beruf auf weniger als die Hälfte eines gesunden Versicherten mit gleicher oder ähnlicher Berufsausbildung abgesunken sind. Der „berufsunfähig" Versicherte ist deswegen noch nicht „erwerbsunfähig"; es ist festzustellen, welche Arbeiten er noch leisten kann, gegebenenfalls erst nach Umschulung für eine andere als die bisherige berufliche Tätigkeit. In diesem Problem steckt der Begriff der „Zumutbarkeit" der Umschulung; es sollte niemand dazu gezwungen werden, mit einer „andersartigen Tätigkeit" einen sozialen Abstieg hinnehmen zu müssen[1].

---

[1] Der Begriff sozialer Abstieg ist ein recht problematischer Begriff, weil es keine exakte Definition gibt und die vorhandenen Definitionen verschieden sind, je nach politischer Richtung.

Zum Begriff der BU gehören drei Merkmale:
1. Eine Erwerbs*minderung.*
2. Ein Urteil über die noch vorhandene Leistungsbreite.
3. Die Frage der „Zumutbarkeit" für andersartige Tätigkeit (wie ist sie ärztlicherseits zu beurteilen).

c) Erwerbsunfähigkeit

Erwerbsunfähigkeit (EU) liegt dann vor, wenn der Versicherte wegen Krankheit oder Gebrechen auf absehbare Zeit keine regelmäßige Erwerbstätigkeit mehr ausüben kann. Bei der EU wird – im Gegensatz zur BU – der bisherige Beruf oder die Ausbildung in die Beurteilung nicht einbezogen.

Zum Begriff der EU gehören drei Merkmale:
1. Regelmäßige Arbeit gegen Entlohnung ist auf absehbare Zeit *nicht* mehr möglich.
2. Eine Umschulung ist *nicht* möglich.
3. Geringfügige Einkommensmöglichkeiten durch Arbeiten zählen nicht mit.

Renten nach BU oder EU werden nur dann gewährt, wenn es sich um jüngere Arbeitnehmer handelt, für die ein Altersruhegeld (60, 63 oder 65 Jahre) noch nicht in Frage kommt. Sobald ein Versicherter aber die Voraussetzungen für ein Altersruhegeld erfüllt hat, wird die Erwerbsunfähigkeitsrente in ein Altersruhegeld umgewandelt.

d) Invalidisierung

Dieser Begriff ist seit 1957 (Verkündung der Neuregelungsgesetze) nur noch als Oberbegriff für die Begriffe „Berufsunfähigkeit" und „Erwerbsunfähigkeit" vorhanden.

e) Wartezeiten

Darunter versteht man die Zahl der Monate, die ein Antragsteller auf BU oder EU versichert gewesen sein muß, um Rente erhalten zu können.

f) Beurteilungen und Begutachtungen

Für die Beurteilung der Arbeitsunfähigkeit im Rahmen der Krankenversicherung ist der Allgemeinarzt (oder der niedergelassene Arzt) alleinige Instanz sowohl für die Verordnung von Medikamenten wie die Zahlung von Krankengeld. Der niedergelassene Arzt hat hier sowohl eine

ärztliche wie eine
soziale Funktion.

Anders verhält es sich bei der Begutachtung der BU oder der EU; hier ist der Allgemeinarzt oder der niedergelassene Arzt eine *Initialinstanz*.

Die Entscheidung über BU oder EU treffen die von der Rentenversicherung angestellten Ärzte. Der Allgemeinarzt soll sich bei der Begutachtung nicht zu Prozentschätzungen der Erwerbsminderung äußern, dafür aber eingehend die Begründungen für BU oder EU formulieren.

Gesetzliche Grundlagen

Die Rentenversicherung für Arbeiter und Angestellte beruht auf den ab 1. Januar 1957 in Kraft getretenen Gesetzen

1. Dem Gesetz zur Neuregelung der Rentenversicherung der Arbeiter (Arbeiterrentenversicherungs-Neuregelungsgesetz).
2. Dem Gesetz zur Neuregelung der Rentenversicherung der Angestellten.

In beiden Gesetzen sind festgelegt:
a) Die Aufgaben der Versicherungen,
b) der Kreis der versicherten Personen (einschließlich der freiwillig Versicherten),
c) die Leistungen der Versicherungen,
d) die Aufsicht über die Versicherungen,
e) die Aufbringung der Geldmittel und das Beitragsverfahren.

Diese Gesetze brachten gegenüber früheren Bestimmungen eine erhebliche Ausweitung der *vorbeugenden* Gesundheitspflege, nämlich zahlreicher Maßnahmen zur

Erhaltung,
Besserung,
Wiederherstellung

der Erwerbsfähigkeit. Sie werden als sogenannte Regelleistungen gewährt und sie umfassen das gesamte Spektrum der *Prävention* und *Rehabilitation*.
Es zeigt sich also eine *Priorität der präventiven Maßnahmen* gegenüber der Gewährung von Rente.
Die Voraussetzung zur Einleitung von präventiven Maßnahmen ist bereits dann gegeben, wenn die Erwerbsfähigkeit gefährdet oder gemindert ist. Deshalb sind in der Rentenversicherung als *gesetzliche* Leistungen verankert:

Heilbehandlung
Berufsförderung
soziale Betreuung.

Dabei sind Erhaltung, Verbesserung oder Wiederherstellung der Erwerbsfähigkeit das Ziel.
Die Rentenversicherung der Arbeiter hat sich durch die Neuregelung von 1957 in ihren Bestimmungen und Leistungen stark an die Angestelltenversicherung angelehnt.

Der § 1236 der RVO (= Reichsversicherungsordnung) lautet entsprechend dem § 13 des Angestelltenrentenversicherungsgesetzes:

(1) Ist die Erwerbsfähigkeit eines Versicherten infolge von Krankheit oder anderen Gebrechen oder Schwäche seiner körperlichen oder geistigen Kräfte gefährdet oder gemindert und kann sie voraussichtlich erhalten, wesentlich gebessert oder wiederhergestellt werden, so kann der Träger der Rentenversicherung der Arbeiter Maßnahmen in dem in § 1237 RVO (§ 14 AnVG) bestimmten Umfang zur Erhaltung, Besserung oder Wiederherstellung der Erwerbsfähigkeit gewähren.

Man sieht, daß jetzt in der Rentenversicherung Prophylaxe und Rehabilitation an vorrangiger Stelle stehen. Deshalb versucht der Versicherungsträger bei Anträgen auf Berufsunfähigkeits- oder Erwerbsunfähigkeitsrente meist zunächst über eine *Heilbehandlung*, insbesondere Behandlung in Kur- und Badeorten und in Spezialanstalten eine Besserung zu erreichen (§ 1237 RVO bzw. § 14 des Angestellten-Versicherungsgesetzes).

Diese Kuren (= Heilverfahren) können zur Erhaltung der Erwerbsfähigkeit nach 1 bis 2 Jahren wiederholt werden, wobei das Schlußgutachten der Kuranstalt häufig von ausschlaggebender Bedeutung ist. In bestimmten Fällen ist ein neues Gutachtenverfahren für solche Kuren nicht mehr erforderlich. Erst wenn alle Heilbehandlungsmaßnahmen, soweit sie als erfolgversprechend anzusehen waren, praktiziert wurden, wird durch ärztliches Gutachten die Minderung der Erwerbsfähigkeit auf „Berufsunfähigkeit" oder „Erwerbsunfähigkeit" geprüft.

Die Voraussetzungen für Rente wegen Berufsunfähigkeit regelt § 1246 RVO. Eine Rente wegen Berufsunfähigkeit, also vor Erreichen der Altersgrenze, ist nur möglich, wenn die sogenannte Wartezeit erfüllt ist. Die Wartezeit ist erfüllt, wenn eine Versicherungszeit von 60 Kalendermonaten bestanden hat.

Wie der Begriff „berufsunfähig" versicherungsrechtlich definiert wird, ist auf S. 51 gesagt worden. Wesentlich ist, daß dem Versicherten noch ein Platz im Arbeitsleben zugemutet und zugeteilt wird. Der Kreis der Tätigkeiten, die einem Arbeitnehmer noch zugemutet werden können, umfaßt jene Arbeiten, die seinen Kräften und Fähigkeiten entsprechen und die von ihm unter Berücksichtigung seiner Ausbildung sowie seines bisherigen Berufes noch gefordert werden können. Zumutbar sind auch Tätigkeiten für die der Versicherte durch geeignete Maßnahmen zur Erhaltung, Besserung der Wiederherstellung der Erwerbsfähigkeit erst ausgebildet oder umgeschult werden muß.

Besteht ausnahmsweise begründete Aussicht, daß die „Berufsunfähigkeit" oder „Erwerbsunfähigkeit" in absehbarer Zeit behoben sein könnte (§ 1276 RVO), so ist die Rente wegen Berufsunfähigkeit oder wegen Erwerbsunfähigkeit *nur auf Zeit*, längstens für 2 Jahre zu gewähren. Die Rente auf Zeit kann dann nochmals gewährt werden, jedoch nicht länger als 4 Jahre (seit dem ersten Beginn der Rente). Danach ist durch erneute Begutachtung festzustellen, ob Erwerbs- oder Berufsfähigkeit besteht oder ob nunmehr die Berufs- oder Erwerbsunfähigkeit als ein Zustand von Dauer anzusehen ist.

Das folgende Schema gibt einen Überblick über die Grade der noch vorhandenen Erwerbsfähigkeit in Prozenten:

	% Grad der Erwerbsfähigkeit
Leichte Arbeiten nur im Sitzen, mit Unterbrechungen	bis 30%
Leichte Arbeiten nur im Sitzen, bei normaler Arbeitsdauer	bis 50%
Leichte und mittelschwere Arbeiten im Gehen oder Stehen mit Unterbrechungen, abwechselnd mit Sitzen	bis 60%
Leichte und mittelschwere Arbeiten im Stehen oder Sitzen (ununterbrochen)	bis 80%
Alle Arbeiten	100%

Die Voraussetzungen der Rente wegen *Erwerbsunfähigkeit* werden durch den § 1247 RVO näher erläutert. Auch hier ist eine Prämisse, daß die Wartezeit erfüllt ist; sie beträgt ebenfalls 60 Kalendermonate.

Die Erwerbsunfähigkeitsrente ist um die Hälfte höher als die Rente wegen Berufsunfähigkeit. Der Bezug der Rente wegen Berufsunfähigkeit schließt eine zusätzliche Erwerbstätigkeit in beschränktem Umfang nicht aus – im Gegenteil – aus der Präambel zum Rentenneuregelungsgesetz von 1957 geht hervor, daß dies sogar erwünscht ist, um einen sozialen Abstieg des Rentners zu vermeiden.

Das *Altersruhegeld* (Altersrente) erhält der Versicherte, der das 65. Lebensjahr vollendet hat (ab 1. 1. 1973 mit 63 Jahren). Die Wartezeit muß erfüllt sein, gemäß § 1248 RVO. Weibliche Versicherte können auf Antrag das Altersruhegeld bereits erhalten, wenn sie das 60. Lebensjahr vollendet haben, die Wartezeit erfüllt ist und wenn sie in den letzten 20 Jahren überwiegend eine rentenversicherungspflichtige Beschäftigung oder Tätigkeit ausgeübt haben und eine solche Beschäftigung oder Tätigkeit nicht mehr ausüben.

Der Antrag auf Berentung

Der behandelnde Arzt, meist der Hausarzt, erstellt ein *ärztliches Zeugnis*. In diesem Zeugnis soll auf die Art der Erkrankung und auf die Frage, weshalb Berentung empfohlen oder für notwendig erachtet wird, näher eingegangen werden. Mit diesem Zeugnis des Arztes und den *Versicherungsunterlagen* wendet sich der Versicherte an die nächste Instanz des Rententrägers. In Landgemeinden ist dies das Bürgermeisteramt, in den städtischen Ballungsgebieten sind das die Versicherungsämter. Die Versicherungsunterlagen sind die sogenannte *Versicherungskarte* sowie die *Aufrechnungskarte*, die sich in der Regel beim Arbeitgeber befindet. Nach Abgabe der Versicherungsunterlagen (= Rentenantrag) an den Rentenversicherungsträger wird von dort (nach Überprüfung der Anwartschaft) das Rentenuntersuchungsverfahren eingeleitet. Wird eine Rente gewährt, so erläßt der Rentenversicherungsträger einen entsprechenden *Rentenbescheid* (Verwaltungsakt).

Ein Rentenbescheid kann im Sozialgerichtsverfahren angefochten werden. Im Falle der Ablehnung der Rente ergeht ein Ablehnungsbescheid, der im Sozialgerichtsverfahren angefochten werden kann. *Bei den Berentungsverfahren spielt der Allgemeinarzt eine wichtige Rolle.* Er kennt den Patienten gewöhnlich seit langer Zeit und er kennt das berufliche, das soziale und das familiäre Milieu des Antragstellers. In aller Regel besteht in solchen Fällen bereits längere Zeit Arbeitsunfähigkeit. Zeigt der Krankheitsverlauf einen chronischen Charakter oder eine Verschlimmerungstendenz, so sollte der Allgemeinarzt rechtzeitig ein Invalidisierungsverfahren erwägen.

Die Durchführung des Berentungsverfahrens nimmt einige Zeit in Anspruch. Anfragen der Krankenkassen, die gemäß § 183/7 RVO auf diese für den Versicherten wichtige Tatsache zielen, sollten daher vom behandelnden Arzt eingehend, gewissenhaft und schnell beantwortet werden.

Die Versicherungsträger für Renten

Träger der Arbeiterrentenversicherung sind die *Landesversicherungsanstalten* (LVA). Ihre Zahl beträgt im Bundesgebiet zwanzig. Sie sind Selbstverwaltungsorgane.

Trägerin der Angestelltenversicherung ist die *Bundesanstalt für Angestellte* (BfA) mit Sitz in Berlin.

Die *Bundesknappschaft* erfaßt alle im Bergbau tätigen Arbeiter und Angestellten; sie ist für diesen Personenkreis der Rententräger. Alle Landesversicherungsanstalten unterliegen der staatlichen Rechtsaufsicht; sie wird durch die Arbeits- und Sozialminister der Länder wahrgenommen (ausgenommen LVA Oldenburg-Bremen. Für letztere LVA ist das Bundesaufsichtsamt für Versicherungsfragen zuständig).

Aufsichtsbehörde der Bundesanstalt für Angestellte ist das Bundesministerium für Arbeit und Sozialordnung.

Paul Brandlmeier

Einleiten von Maßnahmen der Rehabilitation

Ein Teil der chronisch Kranken oder Geschädigten kann trotz Arzneitherapie oder trotz erfolgreicher Wiederherstellungsoperationen nicht oder nicht wieder die gewünschte Leistungsfähigkeit erreichen. In solchen Fällen müssen Maßnahmen der Rehabilitation eingesetzt werden.

Rehabilitation heißt wörtlich „Wiederherstellung". Dieser in den Jahren nach dem Zweiten Weltkrieg eingeführte Begriff ist von der Weltgesundheitsorganisation wie folgt definiert worden:

„Wiederherstellung Körperbehinderter bis zum höchstmöglichen Grad ihrer Fähigkeiten in körperlicher, geistiger, beruflicher, sozialer und gesellschaftlicher Hinsicht."

Die Rehabilitation soll also die bestmögliche Einpassung des Behinderten in die Leistungsforderungen von Familie, Alltag und Beruf mit der noch verbliebenen Leistungsfähigkeit anstreben.

In der BRD kann das Recht auf Rehabilitation in Anspruch genommen werden

    im Bereich der Krankenversicherung
    im Bereich der Kriegsopferversorgung
        (Träger: Versorgungsämter)
    im Bereich der Sozialhilfe
        (Träger: Sozialämter der Gemeinden)
    im Bereich der Unfallversicherung
        (Träger: Berufsgenossenschaften)
    im Bereich der Arbeitsverwaltung
        (Träger: Arbeitsämter als Organe der Bundesanstalt für Arbeitsvermittlung).

Die Zuordnung eines Geschädigten zu dem für ihn zuständigen Leistungsträger ist in vielen Fällen eindeutig. Es können aber für ein und denselben Fall auch mehrere Leistungsträger zuständig sein. Die Sozialhilfe kann ferner, soweit es sich um Krankenhilfe handelt, diese der Krankenversicherung übertragen. Die Krankenversicherung leistet dann Erfüllungshilfe.

Die Rehabilitation kann umfassen:

1. Medizinische Hilfe
2. Berufliche Hilfe
3. Soziale Hilfe

Medizinische Hilfe

Medizinische Hilfe wird in der Regel in Zusammenarbeit zwischen Allgemeinarzt und Fachärzten ausgeschöpft. Zu den medizinischen Hilfen zählen auch: Kuren, Beschäftigungstherapie, Einweisung in Rehabilitationszentren, Gewährung von Prothesen.

Berufliche Hilfe

1. Arbeitsplatzumsetzung
   (z. B. an einem Schonarbeitsplatz oder Leichtarbeitsplatz)
2. Umschulung für einen anderen als den erlernten Beruf
3. Berufsförderungsmaßnahmen
4. Unterstützung bei der Schulbildung (einschließlich Hochschule)
5. Tätigkeit in beschützenden Werkstätten

Soziale Hilfe

Darunter versteht man die Sicherung des Lebensunterhaltes des Rehabilitanden und seiner Familie. In der Hauptsache handelt es sich um finanzielle Hilfe, aber auch um Betreuungsmaßnahmen.

In der Praxis sollen sich die drei Formen der Hilfe durchdringen, was voraussetzt, daß die medizinische, berufliche und soziale Hilfe koordiniert werden. Es muß also eine bestimmte Stelle die Planung und Leitung übernehmen. Wo nur medizinische und soziale Hilfe notwendig sind, übernimmt der Amtsarzt die Planung. Muß auch berufliche Hilfe angesetzt werden, so sollte die Planung beim Arzt des Arbeitsamtes der betreffenden Region liegen. Weist der Allgemeinarzt einen Geschädigten zur Erstellung einer Planung zu, so ist der Amtsarzt oder der Arbeitsamtsarzt gesetzlich verpflichtet, einen Plan für die Rehabilitation zu erstellen. Er prüft zunächst den Antrag des Allgemeinarztes, z. B. ob die gesundheitliche Situation des Patienten Anlaß zur Rehabilitation ist; gegebenenfalls muß er dann

> Berufsberater
> Pädagogen
> technische Berater
> Fürsorger

für die Erstellung eines Rehabilitationsplanes hinzuziehen.
Der Allgemeinarzt ist häufig der erste Arzt, der bei einem Menschen mit angeborener Behinderung oder bei einem chronisch Kranken die Leistungseinschränkung oder Leistungsunfähigkeit mit ihren Folgen für den Beruf oder das Erwerbsleben erkennt.

Aufklärungspflicht

In solchen Situationen ist der erstbehandelnde Arzt verpflichtet, den Patienten über Art und Schwere der Behinderung aufzukären und über Eingliederungsmaßnahmen zu beraten. Der Arzt sollte bei dieser Gelegenheit bereits auf die Möglichkeit der Beratung durch einen Amtsarzt oder Arbeitsamtsarzt hinweisen und ein Merkblatt aushändigen.

Meldepflicht

Auf einem vorgeschriebenen Meldeblatt muß eine *chiffrierte Meldung* an das zuständige Gesundheitsamt gegeben werden. Auf dem Meldeblatt darf nur das Geburtsdatum, jedoch nicht der Name des Behinderten angegeben werden. Bei Überweisung des Behinderten an den Arzt des Gesundheitsamtes oder des Arbeitsamtes sollte der Allgemeinarzt die biographische Anamnese in Stichworten mitgeben; er ist für diesen Fall von der Schweigepflicht entbunden. Der Allgemeinarzt kann darum bitten, daß ihm die Rehabilitationsplanung mitgeteilt wird. Er muß ein Interesse an einer solchen Information haben, denn kein Behinderter bleibt ein Leben lang in Rehabilitationszentren; der Hausarzt wird den Patienten eines Tages wieder kontinuierlich betreuen.

Aus der Sicht einer Rehabilitationsklinik hat Fichtner [2] die Allgemeinpraxis als eine wesentliche „Schaltstelle" für den Rehabilitanden bezeichnet.

Zahlenangaben und weitere Hinweise

In der BRD gibt es seit 1. 10. 1971 die Bundesarbeitsgemeinschaft für Rehabilitation. Mitglieder dieser Arbeitsgemeinschaft sind: Die Dienststellen der Bundesanstalt für Arbeit, Unfallversicherungsträger, die überörtlichen Träger der Sozialhilfe, die Bundesverbände der Krankenkassen, die Kassenärztliche Bundesvereinigung und die Bundesärztekammer.

In der Bundesrepublik muß man unter den schulpflichtigen Kindern mit folgenden geschädigten Kindern rechnen

- 0,015 % Blinden
- 0,05 % Gehörlosen
- 0,1 % Sehbehinderten
- 0,18 % Schwerhörigen
- 0,6 % geistig Behinderten
- 0,5 % Sprachbehinderten
- 0,2 % Körperbehinderten
- 2 % Verhaltensgestörten
- 4 % Lernbehinderten

In der BRD ist die jährliche Zuwachsrate der dauernd Erwerbsunfähigen etwa 3000 Personen, die der Erwerbsgeminderten 350000 bis 400000.

Man schätzt, daß auf 1,2 Promille der Bevölkerung jeweils ein Platz in einer Werkstätte für Behinderte benötigt wird. Im größten Berufsförderungswerk der BRD, in Heidelberg, waren 1968 die Träger der Rehabilitation

in 69 % der Fälle die Rentenversicherung
in 17 % der Fälle die Unfallversicherung
in 11 % der Fälle Organe der Sozialhilfe
in 5 % der Fälle die Bundesanstalt für Arbeit.

Für die Förderung der beruflichen Rehabilitation mußte der Bund im Jahre 1971 rund 39 Millionen DM aufbringen, die Bundesanstalt für Arbeit 40 Millionen DM. 1971 gab es 15 Berufsförderungswerke mit 8 bis 9000 Plätzen. Die Berufsförderungswerke sind meistens in der Hand von gemeinnützigen oder caritativen Trägerorganisationen (Bialonski [1]).

Literatur

1. Bialonski, H.: Rehabilitation. Schriftenreihe der med.-pharmazeutischen Studiengesellschaft. Frankfurt: Umschau 1965
2. Fichtner, H. J.: Aspekte beruflicher Rehabilitation. Zschr. f. Allgemeinmed. **46**, 972 (1970)

Georg Härter

Die Zusammenarbeit zwischen Allgemeinarzt und Facharzt

Die Zusammenarbeit zwischen Allgemeinarzt und Facharzt geschieht nur selten über ein gemeinsames Konsilium am Krankenbett; die Zusammenarbeit entsteht in der Regel durch Überweisung. Wir unterscheiden verschiedene Arten der Überweisung:

1. *Überweisung zum Zwecke subtiler und aufwendiger Diagnostik bei uncharakteristischen Beschwerden*, die mit den Mitteln der Allgemeinpraxis nicht näher zu klären sind. Dies betrifft zwischen 4% und 12% der Patienten in der Allgemeinpraxis (nach eigenen Erhebungen).
2. *Überweisung zur Mitbehandlung.* Bei manchen Erkrankungen wünscht der Allgemeinarzt vom Facharzt eine Ergänzung oder Bestätigung der von ihm erhobenen Befunde.
3. *Überweisung zur Weiterbehandlung.* Der Allgemeinarzt überläßt dem Facharzt die alleinige Behandlung und erwartet, daß er nach beendeter Behandlung einen Abschlußbericht oder einen Zwischenbericht erhält.
4. *Überweisung wegen Notfallbehandlung.*
5. *Überweisung zur ambulanten Behandlung nach stationärer Krankenhausbehandlung.* Diese Überweisungsform wird notwendig z. B. bei:
Nachbestrahlungen nach Carcinomoperationen
Überwachungen, die nur mit hohem apparativem und technischem Aufwand möglich sind
Chirurgische Nachbehandlung bei komplizierten Frakturen.
6. *Überweisung zur Durchführung bestimmter Leistungen.* Durch Vermerk auf dem Überweisungsschein wird der Facharzt um einen begrenzten Auftrag gebeten, z. B. EEG, Röntgenuntersuchung des Magens, Kontrastdarstellung der Gallenblase, Gastroskopie. Um die Schreibarbeit zu erleichtern, kann man sich Vordrucke herstellen lassen (Abb. 24).
7. *Überweisung zur Weiterbehandlung am Urlaubsort.*
8. *Seltene Sonderfälle* sind: Überweisung zu ärztlicher Assistenz in eigener Praxis.
Überweisung wegen gestörtem Arzt-Patienten-Verhältnis.
Überweisung in fachärztliche Besuchsbehandlung.
Überweisung zum Konsilium.

DR. MED. GEORG HÄRTER
Arzt für Allgemeinmedizin

6831 Reilingen/Mannheim, den
Mozartstraße 18
Telefon (06205) 7283

Betr.: Überweisung meines Patienten ....

Sehr geehrter Herr Kollege!
Sehr geehrte Frau Kollegin!

Ich überweise Ihnen meinen Patienten/meine Patientin

zur Weiterbehandlung
zur Mitbehandlung
zur Durchführung

Meine Voruntersuchungen sind:

Meine vorläufige Diagnose ist:

Darf ich Sie um Stellungnahme zu folgender Frage bitten:

Für Ihre Mitteilung darf ich mich bedanken.

Mit freundlichen Grüßen

Ihr

Abb. 24. Beispiel für einen Briefvordruck für Überweisungen

Indikationen für Überweisungen

Man unterscheidet dringliche Indikationen von solchen mit aufschiebbarer Dringlichkeit und Indikationen, die aus psychologischen Überlegungen kommen. Dringliche Indikationen für Facharztüberweisungen sind in der Allgemeinpraxis selten bis sehr selten, statt dessen wird die Einweisung ins Krankenhaus gewählt. Die Überweisungen mit aufschiebbarer Indikation sind am häufigsten, meist liegen Fragestellungen zugrunde z. B.

> liegt ein Herzfehler vor
> weshalb heilt die Bronchitis nicht aus
> liegt den rezidivierenden Magenbeschwerden ein Malignom zugrunde?

Gelegentlich ist eine Überweisung zum Facharzt aus psychologischen Gründen angezeigt, weil der Allgemeinarzt einer Unterstützung durch eine weitere Autorität bedarf. Dies gilt insbesondere für schwere, chronisch verlaufende Krankheitsbilder. Es ist menschlich verständlich, daß der Patient eine schwerwiegende Diagnose nicht akzeptiert.

Verwaltungsbestimmungen

Ein Überweisungsschein darf nur ausgestellt werden, wenn ein gültiger Krankenschein vorliegt, oder dem Arzt zweifelsfrei die Kassenzugehörigkeit des Patienten bekannt ist.
Mit Rücksicht auf das freie Wahlrecht des Patienten darf auf dem Überweisungsschein kein bestimmter Arzt namentlich angeführt werden, nur die Fachrichtung darf benannt werden.
Der Facharzt, an den überwiesen wurde, kann Leistungen zu Lasten der Krankenkasse nur in dem Zeitraum ausführen, der unter „Gültigkeitsdauer" im Überweisungsschein näher angegeben worden ist.

Die häufigsten Fehler bei Überweisungen

> Auf dem Überweisungsschein werden Arzneiunverträglichkeiten *nicht* erwähnt,
> der Überweisungsschein enthält keine Angaben über die vom Allgemeinarzt vermutete Diagnose,
> der Überweisungsschein enthält keine Angaben, welche Untersuchungen erbeten werden (der überweisende Arzt könnte in solchen Fällen sogar schadensersatzpflichtig werden),
> der Facharzt erweitert von sich aus den Auftrag für Leistungen. Tut er das, so ist eine Begründung notwendig.
> auch bei Überweisungen sind Fragen der Notwendigkeit und der Wirtschaftlichkeit zu beachten. Dies ist näher geregelt im § 368e der RVO.

Möglichkeiten und Wünsche bei Überweisungen

Fast nie erhält der Allgemeinarzt mit den zurückkommenden Facharztbefunden Hinweise auf mögliche soziogene Ursachen der Beschwerden. Das kann auch nicht erwartet werden, weil hier der Facharzt viel weniger Einblick hat als der Allgemeinarzt. Ausgenommen Überweisungen zum Psychiater, wird fachärztlicherseits praktisch auch nie die Feststellung rein psychischer Probleme gewagt. Die Facharztberichte sind fast immer auf die Erhebung organischer Befunde ausgerichtet.

Der Allgemeinarzt wünscht sich vom kooperierenden Facharzt
eine schnelle Mitteilung der Befunde
in besonderen Fällen telefonische Kurzinformation
eine kurze Information auch dann, wenn zu weiteren Fachärzten überwiesen werden muß.

Die starke Ausweitung von diagnostischen und therapeutischen Möglichkeiten machte es notwendig, daß die Betreuung des Patienten in *einer* Hand bleibt. Gefährlich kann es für jenen Patienten werden, der von mehreren Fachärzten gleichzeitig behandelt wird, was nicht so selten ist. Es kann bei ungenügender gegenseitiger Information zur Verordnung *inkompatibler Medikamente* kommen.

Literatur

1. Braun, R. N., Rainer, O.: Wie nötig sind die Informationen des überweisenden Arztes? Med. Welt **23**, 350 (1972)
2. Kauerz, F., Arold, G.: Gemeinsamkeit tut not (Wenig Schwierigkeiten bei Überweisungen). D. niederg. Arzt **22**, 27 (1973)
3. Maiwald, D.: Die kollegiale Kooperation. D. niederg. Arzt **21**, 28 (1972)

Marius Pilz

Einweisung in stationäre Behandlung

Einweisungsgründe

Die Einweisung in ein Krankenhaus ist nicht immer eine nur sachlich-medizinische Frage, oft spielen psychologische und pflegerische Probleme mit. Man kann sechs Einweisungsgründe unterscheiden:

1. *Einweisung aufgrund gesetzlicher Bestimmungen.* Dies betrifft die nach dem Bundesseuchengesetz vom 18. 7. 1961 meldepflichtigen hochfieberhaften Erkrankungen. Außerdem müssen geisteskranke oder geistesschwache, rauschgift- oder alkoholsüchtige Personen in eine Nervenklinik oder Entziehungsanstalt eingewiesen werden, *sofern* sie gemein- oder selbstgefährlich sind.

2. *Einweisung aus akutem ärztlichem Anlaß.* Dies betrifft Notfälle, Unfälle und akute Erkrankungen, die ein schnelles klinisches Eingreifen erfordern, z. B. Appendicitis, Magenblutung, akuter Bauch, Myocardinfarkt, apoplektischer Insult.

3. *Einweisung zur Klärung der Diagnose.* Diese Fälle bedürfen in der Regel nicht der dringlichen stationären Aufnahme, in Ballungsgebieten ist es oft schwer für diese Fälle Betten zugeteilt zu bekommen.

4. *Einweisung zu nicht dringlichen Operationen,* z. B. rezidivierendes Magenulcus, nicht inkarzerierte Leistenhernie.

5. *Einweisung aus pflegerischen Gründen.* Beispiele hierfür: Schenkelhalsfraktur im 8. Dezenium.

6. *Einweisung für bestimmte aufwendige diagnostische oder therapeutische Techniken,* z. B. Magenbiopsie, Leberpunktion.

Bei den Einweisungsformen 1 und 2 wird man zweckmäßigerweise Diagnose *und* verordnete Medikamente im Telegrammstil auf dem Überweisungsschein vermerken. Das kann so aussehen:

Verdacht auf Herzinfarkt
17^{15} Dilaudid Atropin stark sc.

Bei 3. und 6. sollte ein Arztbrief die Einweisung begleiten. Oft muß man in diesen Fällen, wie schon erwähnt, auf ein freies Krankenbett warten.
Hin und wieder wird an den Arzt die Bitte herangetragen, bei der vorübergehenden stationären Versorgung eines Familienmitgliedes, z. B. einer älteren gebrechlichen Person, behilflich zu sein. Für diesen Fall wird der Arztbrief,

ggf. mit entsprechender Aggravation der bestehenden Erkrankung die Möglichkeit einer Aufnahme in stationäre Behandlung eröffnen. Die Besorgung des Bettes könnte hier durchaus der Initiative des Bittstellers überlassen werden.

Psychologische Probleme bei der Einweisung

Der Aufenthalt im Krankenhaus bringt für den Patienten eine völlige Umstellung seiner Lebensgewohnheiten mit sich. Er wird nicht nur von seinen nächsten Angehörigen getrennt, sondern darüberhinaus von seinen Kleidern, von seinem gewohnten Tageslauf, von seinen Eß- und Trink- und vielleicht auch von Rauchgewohnheiten. Er muß mit fremden Menschen ein Zimmer teilen und wird von ihm bislang Fremden behandelt und versorgt. Neben diesen psychologischen Problemen im Krankenhaus, einer soziologisch gesehen „totalen Organisation" wie Kloster, Kaserne oder Gefängnis, können sich für den einzuweisenden Patienten eine Reihe von Fragen ergeben, die ihn ängstlich bewegen können:

bin ich denn so krank, daß ich ins Krankenhaus muß?
was werden die Untersuchungen ergeben – hoffentlich nichts Schlimmes.
wird man mich operieren – werde ich das überleben?
wie werden die Ärzte und das Pflegepersonal sein?
wann werde ich wieder nach Hause können?
wie werden der Ehepartner und die Kinder ohne mich im Haushalt zurechtkommen?

Das Wissen um diese Ängste sollte den einweisenden Arzt dazu anregen den Patienten und die Angehörigen – akute Fälle ausgenommen – von der Notwendigkeit einer Krankenhauseinweisung zu überzeugen.

Einweisungshäufigkeiten

Die Allgemeinärzte weisen von 100 Patienten, die in ihre Behandlung kommen, durchschnittlich einen bis zwei Patienten in Krankenhäuser ein (Tab. 12). Die Einweisungen erfolgen in der Mehrzahl der Fälle in die nächstgelegenen Krankenhäuser, seltener in Spezialkliniken und noch seltener erfolgt Ein-

Tabelle 12. Zahl der Einweisungen von Patienten in stationäre Behandlung nach den Erhebungen durch Häussler [1] aus dem II. Quartal 1969 aus 71 nordwürttembergischen Allgemeinpraxen

	in absoluten Zahlen	prozentualer Anteil
Zahl der behandelten Patienten	87928	100%
in stationäre Behandlung eingewiesen	1417	1,61%

weisung in eine Universitätsklinik. Die Einweisungsgründe sind überwiegend dringliche oder aufwendige Therapie, weniger häufig ist der Grund der Wunsch nach weiterer diagnostischer Klärung (Tab. 13).

Tabelle 13. Prozentualer Anteil nach Einweisungsgründen nach den Erhebungen von Häussler [1] aus 71 Allgemeinpraxen, untergliedert nach Einweisungsgrund und topographischer Lage der Allgemeinpraxen

	Gesamtzahl der behandelten Patienten	Einweisungen zu stationärer Diagnostik	zu stationärer Behandlung
aus Großstadtpraxen	21 406	0,39 %	1,10 %
aus Kleinstadtpraxen	23 042	0,36 %	1,38 %
aus Landpraxen	43 480	0,28 %	1,32 %

Der Zeitverlust bei Einweisungen

Die Bedeutung des Zeitverlustes zwischen erstem Auftreten akuter Beschwerden und dem Eintreffen in der Überwachungsstation eines Krankenhauses wird oft unterschätzt. Eine größere Erhebung aus England erbrachte für Fälle von Myocardinfarkt folgende Zeitverluste:

Zeitspannen

vom Beginn erster Beschwerden bis zum dringlichen Ruf nach dem Arzt	90 Minuten
vom Eintreffen des Arztes bis Eintreffen des Sanitätswagens für den Transport	44 Minuten
Transportzeit des Sanitätswagens	81 Minuten
von Ankunft an der Pforte des Krankenhauses bis Anschluß an ein Monitorsystem	29 Minuten
	244 Minuten

Diese Werte wurden in ländlichen Gebieten ermittelt. Im Einzugsgebiet von Großstädten ist diese Zeit kürzer. Nach eigenen Erhebungen im Einzugsgebiet einer Universitätsstadt vergingen zwischen erstem dringlichem Anruf und dem Beginn der Intensivbetreuung im Krankenhaus etwa 90 Minuten.

Der Einweisungsbrief

In vielen Fällen wird es genügen, bei der Einweisung in ein Krankenhaus die rechte Seite des amtlichen Einweisungsscheines gewissenhaft stichwortartig auszufüllen [2].

Wenn die Krankenhauseinweisung zur *weiteren Klärung der Diagnose* erfolgt oder zu *aufwendiger Therapie*, sollte der Krankenhausarzt vom einweisenden Allgemeinarzt einen Arztbrief erhalten. Neben den Personalien sollten darin alle medizinisch relevanten Fakten enthalten sein, der Einweisungsgrund, die bisherigen Beobachtungen und diagnostischen Ergebnisse und die bisherigen therapeutischen Maßnahmen und zwar in chronologischer Reihenfolge. Bestehende Allergien (z. B. gegen Penicilline, Halogene oder Salicylate) dürfen keinesfalls vergessen werden, ebenso kann die Mitteilung einer diabetischen Stoffwechsellage von entscheidender Bedeutung sein. Der Krankenhausarzt muß auch über eine evtl. Digitalis- oder Insulinmedikation orientiert werden. Muster für Arztbriefe sind von Neumann-Mangoldt gesammelt worden [2].

Fehler bei der Einweisung oder Entlassung

Der Einweisungsbrief informiert nicht über die *vor* der Einweisung verordneten Medikamente oder über bekannte Allergien des Patienten.

Es wird nicht angegeben, in welche Abteilung des Krankenhauses der Patient aufgenommen werden soll (um den Patienten optimal ärztlich zu versorgen, sollte der einweisende Arzt über die technischen und diagnostischen Möglichkeiten der Krankenhäuser seiner Umgebung unterrichtet sein).

Bei dringlichen Einweisungen wird der Zeitverlust bis zum Eintreffen in der Überwachungsstation unterschätzt (darüber hinaus ergeben sich, besonders bei Einweisungen in kleinere Krankenhäuser und hier besonders während der Nacht, möglicherweise Verzögerungen dadurch, daß nicht immer ein Facharzt anwesend ist, sondern ein Stationsarzt, der in der Weiterbildung steht und vielleicht erst am Anfang seiner ärztlichen Erfahrung).

Das Krankenhaus gibt nach der Entlassung tagelang keine Informationen an den weiterbehandelnden Arzt.

Gesetzliche Bestimmungen

Für die Krankenhauspflege und die Hauspflege der Krankenversicherten besteht folgende Regelung:

1. Krankenhauspflege kann seitens der Kasse anstelle von Krankenpflege und Krankengeld gewährt werden, wobei unter gewissen Bedingungen der Kranke zwischen den Krankenhäusern wählen darf; er erhält in dieser Zeit für seine Angehörigen ein Hausgeld in Höhe von 25% des Krankengeldes; die Gewährung der Krankenhauspflege hängt ab von der ärztlichen Einweisung, die auf speziellen Vordruck als Antrag an die Kasse formuliert ist.

2. Hauspflege kann seitens der Kasse auf ärztlichen Antrag gewährt werden, wenn kein freies Krankenhausbett zur Verfügung steht, die stationäre Behandlung aber notwendig ist. Hauspflege kann auch dann gewährt werden, wenn ein wichtiger Grund vorliegt, den Kranken in seinem Haushalt oder in seiner Familie zu belassen. Die Hauspflege erfolgt dann durch Krankenpfleger, Krankenschwestern oder Familienangehörige. Die Kassen haben nach der RVO das Recht, in weit auseinanderliegenden Bezirken Krankenschwestern als Pflegepersonen oder als Gehilfinnen der Ärzte anzustellen.

Empfehlungen ärztlicher Organisationen

Zur Behebung der Not an Krankenhausbetten hat der Hartmannbund im Sommer 1972 folgende Empfehlung gegeben:
„Für diejenigen Versorgungsbereiche, in denen ausschließlich Allgemeinmediziner tätig sind, also für Landpraxen in Einzelpraxen oder in Gruppenpraxen bietet sich für die stationäre Versorgung allgemeinmedizinischer Patienten (Kranker, die mangels Hauspflege nicht zu Hause liegen können, Nachsorgepatienten aus Fachkliniken, Alterskranker, usw.) die Möglichkeit eines Bettenhauses mit dort angesiedelter Apparategemeinschaft und Notdienstzentrale an. Fachärzte aus den benachbarten Städten können im Bedarfsfall konsultiert werden."

Literatur

1. Häussler, S.: Weiterbildung zum Arzt für Allgemeinmedizin. Stuttgart: Schattauer 1970
2. Neumann-Mangold, P.: Der Arztbrief. München: Urban & Schwarzenberg 1970

Marius Pilz

Zusammenarbeit zwischen Allgemeinarzt und Amtsarzt

Die Aufgaben des Allgemeinarztes berühren sich mit denen des Amtsarztes in erster Linie auf dem Gebiete des ärztlichen Meldewesens.

Persönliche Meldepflicht

Dem Amtsarzt obliegt die Pflicht, alle in seinem Gebiet tätigen Medizinalpersonen (Ärzte und das paramedizinische wie das Hilfspersonal, Hebammen, Masseure usw.) zu registrieren. Es besteht deshalb auch für den sich niederlassenden Arzt eine Meldepflicht. Gelegentlich wird von Amtsärzten daraus eine *persönliche* Meldepflicht abgeleitet. Der Amtsarzt kann aber nur verlangen, daß die Originale der Approbations- und Promotionsurkunde oder die Anerkennungsurkunde als Facharzt zur Einsichtnahme übersandt werden. Der Amtsarzt könnte eine solche Meldung gegebenenfalls sogar polizeilich erzwingen (§ 1 der III. Durchführungsverordnung, veröffentlicht im Reichsgesetzblatt I S. 177 vom 6.2.1935). Es empfiehlt sich bei Aufnahme einer ärztlichen Tätigkeit dem Amtsarzt einen Höflichkeitsbesuch zu machen und dabei die Urkunden vorzuweisen.

Meldepflicht für Infektionskrankheiten

Eine Meldepflicht an das nächste Gesundheitsamt besteht bei bestimmten ansteckenden Erkrankungen (Tab. 14) aufgrund der Bestimmungen des Bundesseuchengesetzes.

Meldepflicht für Pockenimpfungen

Jeder niedergelassene Arzt ist berechtigt, gegen Pocken zu impfen. Die Bescheinigung darüber muß vom zuständigen Amtsarzt abgestempelt werden, sonst hat die Bescheinigung keine volle internationale Gültigkeit. Über die Impfungen muß der Arzt eine Liste führen, dies ist zwingend vorgeschrieben durch das Reichsimpfgesetz. In die Liste muß das Datum der Impfung *und* das Ergebnis der Impfnachschau eingetragen werden. Nach Schluß des Kalenderjahres muß die Liste dem Gesundheitsamt eingesandt werden. Störungen des Impfverlaufs, sofern sie schwerwiegend sind, müssen sofort – formlos – dem Amtsarzt gemeldet werden.

Tabelle 14. Meldepflichten gegenüber den Gesundheitsämtern

	Es sind *unverzüglich* meldepflichtig sowohl die Erkrankung (E) wie der Verdacht auf eine Erkrankung (V) und der Todesfall an (T)		
V, E, T	Amöbenruhr Anthrax Cholera Fleckfieber Lepra Ornithose	Paratyphus Pest Pocken Poliomyelitis Rückfallfieber Ruhr	Salmonellosen Tollwut Tuberkulose Typhus abdominalis
	Mit großer Wahrscheinlichkeit entgehen viele Fälle von Salmonellosen der Meldung, weil sie nur bei bestimmten Routineuntersuchungen (z. B. Untersuchung neuen Küchenpersonals) als Salmonellosen erkannt werden.		
	Meldepflichtig sind nur die Erkrankung und der Todesfall *nicht* der Verdacht einer Erkrankung an		
E, T	Brucellosen Diphtherie Zeckenencephalitis Hepatitis infectiosa	Leptospirosen Malaria Meningitis Qu-Fieber	Scharlach Tetanus Toxoplasmose Tularämie
	Nur Todesfälle sind zu melden, wenn der Tod zusammenhängt mit einer Erkrankung an		
nT	Influenza epidemica	Masern	Pertussis
	Nur bei gehäuftem Auftreten sind meldepflichtig die Erkrankungen an		
gE	Colidyspepsie Erysipel	Mumps Pertussis	Röteln Windpocken
	Eine *chiffrierte* Meldepflicht besteht bei Erkrankungen an		
ch	Gonorrhoe und Lues,		
	wenn bestimmte Bedingungen vom Kranken nicht eingehalten werden, z. B. der Erkrankte läßt sich nicht behandeln oder er unterbricht die Behandlung.		

Meldepflicht bei irreparablen Körperschäden

Dauernde Schäden im Sinne § 124 des Bundes-Sozialhilfegesetzes (BSHG) müssen dem Gesundheitsamt gemeldet werden (Meldpflicht aus fürsorgerischen Gründen bei schweren Körperbehinderungen). Es ist üblich, solche Meldungen *nur im Einvernehmen* mit dem Kranken oder dessen Angehörigen vorzunehmen. Ein Formular für solche Meldungen wird kostenlos von den Gesundheitsämtern ausgegeben. Bestehen Schwierigkeiten, diejenige Dienststelle ausfindig zu machen, die für die Beratung des Patienten in sozialen Angelegenheiten zuständig ist, so kann immer der Dienst des Gesundheitsamtes in Anspruch genommen werden. Nach § 126 des BSHG ist das Gesundheitsamt verpflichtet, Behinderte oder Personen-Sorgeberechtigte über die notwendigen Eingliederungsmaßnahmen zu beraten. Wenn der Allgemeinarzt für seinen Patienten den Rat des Amtsarztes in Anspruch nehmen will, genügt es, eines der Formblätter nach § 125 BSHG auszufüllen und dem Patienten mitzugeben. Eine kurze Bescheinigung sollte beiliegen, und man kann folgenden Text wählen:

„Ich bitte um Beratung meines Patienten und Prüfung, wer als Leistungsträger für eine Rehabilitation in Frage kommt und ob Maßnahmen der Eingliederungshilfe (§§ 39 bis 47 BSHG), der Beihilfe zur Pflege (§§ 68 und 69 BSHG) und Hilfen zur Weiterführung des Haushalts (§ 70 BSHG) gewährt werden können."

Hat der Patient Anspruch auf einen Behindertenausweis oder einen Steuerfreibetrag, so muß die Minderung der Erwerbsfähigkeit vom Amtsarzt bescheinigt werden.

Leichenschau

Die Leichenschau muß *jeder* Arzt durchführen, wenn er in dem Gebiet einer Gemeinde niedergelassen ist, in dem sich die Leiche befindet. (In Krankenhäusern und Entbindungsheimen gilt diese Pflicht für jeden dort tätigen Arzt.) Vor jeder Bestattung muß der Arzt die Leiche untersucht haben, er muß den Tod festgestellt haben, die *Todesart* angeben (natürlicher oder nicht natürlicher Tod) und die *Todesursache* feststellen. Ohne Leichenschau darf keine Leiche eingesargt werden oder in Räume gebracht werden, die zur Aufbewahrung von Leichen bestimmt sind. Der Leichenschauer hat die Leichenschau unverzüglich vorzunehmen und dann eine *Todesbescheinigung* auszustellen, wenn er sichere Zeichen des Todes festgestellt hat (im allgemeinen 6 Stunden nach dem Ableben). Von den drei sicheren Leichenerscheinungen (Totenflecke, Totenstarre und Trübung der Augenhornhaut), muß der Arzt mindestens Totenflecke festgestellt haben. Es ist ratsam, eventuell anwesende zahlreiche Verwandte während der Leichenschau aus dem Raum hinauszubitten.

Nicht selten kommt der Allgemeinarzt in die Situation, die genaue Todesursache nicht benennen zu können. In solchen Fällen kann als Text auf dem Leichenschauschein gewählt werden:

„die wahrscheinliche Todesursache ist ....., die genaue Todesursache ist ohne Sektion nicht feststellbar."

Ist ein Patient im Laufe der Nacht in seiner Wohnung verstorben und die nächsten Angehörigen bemerken den Tod erst am folgenden Morgen, so kann keine Uhrzeit für den Tod angegeben werden. Es kann jedoch der Passus gewählt werden:

„Aufgrund der Angaben der Angehörigen und des Ergebnisses der Leichenschau ist der Tod wahrscheinlich zwischen ..... Uhr und ..... Uhr eingetreten."

Es können später unerwartet forensische Probleme auftreten, weshalb kein aus Vermutungen herrührender Zeitpunkt angegeben werden sollte.

Die Angaben auf dem Leichenschauschein unterliegen nicht der Schweigepflicht. Glaubt sich der Arzt befangen, will er zum Beispiel nicht, daß eine Depression als Ursache eines Selbstmordes genannt wird, so kann er den Amtsarzt orientieren, daß er aus Gründen der ärztlichen Schweigepflicht den Leichenschauschein nicht ausstellen wird. Wenn Anhaltspunkte für einen *nicht* natürlichen Tod bestehen, muß der Arzt die Polizei verständigen und ihr die Todesbescheinigung mit einer Durchschrift übergeben. Die Bestattungsgenehmigung erteilt dann ein Amtsrichter oder Staatsanwalt (geregelt durch § 159 der Strafprozeßordnung). Das gleiche Verfahren gilt für Leichname Unbekannter.

Der Arzt könnte die Leichenschau verweigern, wenn sie ihn in die Gefahr brächte, wegen einer Straftat oder Ordnungswidrigkeit selbst verfolgt zu werden oder wenn es sich um Situationen handelt, in denen ihm selbst das Zeugnisverweigerungsrecht zusteht (Strafverfahren bei familienrechtlichen Beziehungen).

Verwahrungsgesetz

Im Rechtsstaat wird der Bürger vor *willkürlichem* Freiheitsentzug geschützt (Artikel 104 des Grundgesetzes der BRD). Die Länder haben jedoch sogenannte „Verwahrungsgesetze" erlassen, aufgrund deren

Geisteskranke
Geistesschwache und
rauschgift- oder alkoholsüchtige Personen

die *gemeingefährlich* oder *selbstgefährlich* sind, in eine geschlossene Anstalt (Heil- oder Pflegeanstalt, Nervenklinik, Entziehungsanstalt) eingewiesen oder sonst in bestimmter Weise verwahrt werden können. Eine solche Einweisung kann auch dann erfolgen, wenn die öffentliche Sicherheit oder Ordnung bedroht sind. Ist die sofortige Unterbringung in einer der genannten Anstalten erforderlich, so muß die *Polizei* verständigt werden, bei Widerstand des Patienten wäre die Polizei sogar gehalten, die Einweisung zu erzwingen.

Heinz Haack

Zusammenarbeit des Allgemeinarztes mit Seelsorger, Gemeindeschwester und caritativen Verbänden

Zusammenarbeit mit dem Seelsorger

In großstädtischen Regionen und in Ballungsgebieten vertrauen sich viele Menschen heute eher dem Arzt an als dem Seelsorger. In Landgemeinden dagegen hat der Seelsorger gewöhnlich starken Einfluß in den Familien. Der Arzt, ob christlich oder nicht, wird in allen Fällen die Hilfe des Seelsorgers als sinnvolle Ergänzung seines eigenen Dienstes erkennen und schätzen.

Es empfiehlt sich für den neu niedergelassenen Arzt, die örtlich tätigen Seelsorger aufzusuchen und sich deren Hilfe zu vergewissern. Muß die Wahrheit über einen unheilbaren Kranken, eine zu spät vorgenommene Operation, ein tödlich verunglücktes Kind oder einen im Sterben liegenden Patienten mitgeteilt werden, so kann die seelsorgerische Hilfe dabei für den Arzt eine Erleichterung sein. Auch bei seelischen Traumen, bei den an schweren Neurosen Erkrankten und bei Selbstmordverdächtigen kann die Beeinflussung durch den Seelsorger Schlimmeres verhüten helfen. Schreckensnachrichten an gefährdete Patienten wie Hochschwangere, Herzleidende oder alte Menschen oder vegetativ Labile können vom Seelsorger manchmal schonender dargebracht werden als vom behandelnden Arzt, der zumeist auch in Zeitnot steht. Man sollte auch nicht den Einfluß unterschätzen, den der Geistliche ausnutzen kann, wenn der Arzt vergeblich gegen abergläubische Vorstellungen ankämpft. Es ist ein Fall bekannt, wo der in der Not vom Arzt herbeigerufene Pfarrer ein an Diphtherie erkranktes Kind kurz entschlossen – trotz Widerstreben der Angehörigen – in sein Auto packte und ins Krankenhaus fuhr, wo die einzig rettende Operation durchgeführt werden konnte. Die Eltern des Kindes waren deshalb so widerstrebend, weil sie den Tod ihres Kindes als gottgewollt ansahen. Der Einfluß bestimmter Glaubensrichtungen und Sekten läßt manche Menschen blind werden gegenüber dringender ärztlicher Hilfe und der Arzt ist in solchen Fällen recht- und machtlos.

Über den Seelsorger kann man auch durchsetzen, daß mancherorts noch vorhandene abergläubische Vorstellungen aus dem Mittelalter endlich verschwinden

ein Kind dürfe erst nach der Taufe an die frische Luft,
die Mutter dürfe erst nach dem Abendmahl wieder unter die Leute,
ein Genesender dürfe nicht an einem Sonntag oder an einem 13. Monatstag aus dem Haus.

Es gibt Fälle, wo die Hilfe des Seelsorgers vom Patienten und seinen Angehörigen nicht gewünscht wird, obgleich sie einer Religionsgemeinschaft angehören. Solche Fälle sollte man mit dem Geistlichen taktvoll kurz besprechen.

Zusammenarbeit mit der Gemeindeschwester

Kirchen, Ordensorganisationen, freiwillige private Verbände für Hauskrankenpflege oder die öffentliche Hand unterhalten in Gemeinden Stationen, die Hauskrankenhilfe oder Hauskrankenpflege vermitteln. Diejenigen Personen, die sich dieser Aufgabe unterziehen, werden im folgenden kurz „Gemeindeschwester" genannt. Der Auftraggeber der Gemeindeschwester kann sein

    eine kirchliche Gemeinde   oder
    eine politische Gemeinde   oder
    ein Wohlfahrtsverband

Nach eigener Praxisübernahme empfiehlt es sich, die Gemeindeschwester zu bitten, bei bestimmten Hausbesuchen mitzugehen, vor allem dann, wenn die Schwester selbst uen Wunsch nach einem Hausbesuch übermittelt. Die Gemeindeschwester kennt die Menschen im Dorf, auf den entlegenen Höfen aber auch im Stadtbezirk. Sie weiß um die örtlichen Verhältnisse Bescheid, um die Familienprobleme. Ihr ist die Lage der Häuser und Wohnungen bekannt. Die Gemeindeschwester kann nicht selten wichtige Hinweise aus der Vorgeschichte geben, die für die Diagnose oder den Krankheitsverlauf von Bedeutung sein können. Die Schwester kann dem Arzt manche Hilfeleistungen abnehmen. Sie kann Injektionen geben, Verbände wechseln, Fieberkurven führen, den Puls kontrollieren, kann katheterisieren, die Kranken betten, waschen und kleine Hilfeleistungen bei der Haushaltsführung geben. Man denke dabei daran, daß die Schwester über wenig Verbandmaterial und nur ein kleines Instrumentarium verfügt, deshalb sollte man die nötigen Einmalspritzen und Nadeln sowie ausreichend Verbandmaterial für ihre Handreichungen rezeptieren.
Besonders die Dauerpatienten und die bettlägerigen alten Menschen, die kein Krankenhaus aufnimmt, bedürfen neben dem Besuch des Arztes auch der Hilfe durch die Gemeindeschwester. Man mute der Schwester aber nicht zuviel Arbeit zu, sondern bedenke, daß sie oft noch andere Aufgaben in der Gemeinde hat. Die Gemeindeschwester sollte zu allen in ihrem Betreuungsbezirk arbeitenden Ärzten unparteiisch sein.

Zusammenarbeit mit den caritativen Verbänden

Wer wegen Krankheit oder Behinderung so hilflos ist, daß er nicht ohne Wartung, Pflege oder Spezialschulung bleiben kann, braucht Unterstützung durch entsprechende Organisationen. Solche Organisationen sind die caritativen Verbände oder Wohlfahrtspflegeverbände:

    Arbeiterwohlfahrt
    Deutscher Caritasverband
    Deutsches Rotes Kreuz

Diakonisches Werk der Evangelischen Kirche
(Innere Mission)
Paritätischer Wohlfahrtsverband
Zentralwohlfahrtsstelle der Juden in Deutschland.

Neben den Wohlfahrtsverbänden gibt es noch Selbsthilfe- und Förderorganisationen wie z. B.

Aktion Sorgenkind
Verein zur Förderung spastisch gelähmter Kinder
Müttergenesungswerk
Pfennigparade

um nur einige zu nennen.

Diese Verbände sind zusammengeschlossen unter dem Dachverband: Bundesarbeitsgemeinschaft der Freien Wohlfahrtspflege (vom Verein für öffentliche und private Fürsorge werden sie wissenschaftlich beraten).
Bund, Länder und Gemeinden unterstützen die Tätigkeit dieser Verbände durch erhebliche finanzielle Mittel, hinzu kommen Spenden und die Ergebnisse von Sammlungen. Durch das Gesetz zur Förderung eines freiwilligen sozialen Jahres (Jugendförderungsgesetz von 1964) schafft der Staat Erleichterungen zur Behebung des Personalmangels in den sozialen Einrichtungen.
Diese Wohlfahrtsverbände unterhalten – nach Region verschieden –

Zentren für Behinderte
Werkstätten für Behinderte
Stationen für Hauskrankenhilfe oder Familienfürsorge
Altenhilfe (z. B. in Städten „Essen auf Rädern")
Vermittlungsstellen für Erholungsaufenthalte
heilpädagogische Tagesstätten.

Die Hilfen für Behinderte sind oft

personalintensiv
kostenaufwendig und
langwierig

Diese Maßnahmen können daher nur von großen Organisationen erbracht werden, vereinzelt sind die Hilfen auch an bestimmte bauliche Voraussetzungen gebunden. Es ist notwendig, daß der Allgemeinarzt die durch diese Institutionen angebotenen Hilfen kennt und entsprechende Ratschläge geben kann. Bei der Niederlassung ist zu empfehlen, sich beim örtlichen Gesundheitsamt zu erkundigen, welche Einrichtungen die Verbände unterhalten oder bei den caritativen Verbänden direkt. Wird Hilfe nötig, soll der Allgemeinarzt durch entsprechende Atteste oder Anträge die Hilfen in Gang bringen können.

Fritz Geiger

Die Hauspflege des chronisch Kranken

Unter Hauspflege versteht man die Pflege und Wartung des bettlägerigen Patienten in dessen Wohnung entweder durch Krankenpfleger, Krankenschwestern, Hauspflegerinnen oder Angehörige des Erkrankten. Hauspflege ist dann geboten, wenn die Aufnahme in ein Krankenhaus nicht durchführbar ist oder ein wichtiger Grund vorliegt, den Kranken in der Familie zu belassen (geregelt durch § 185 der RVO).
Es gibt keine ausreichende Zahl von Krankenhausbetten, um alle bettlägerigen *chronisch* Kranken stationär aufnehmen zu können. Unter den pflegebedürftigen Bettlägerigen brauchen auch nur diejenigen Patienten stationäre Aufnahme, die mit größerem apparativem Aufwand untersucht oder behandelt werden müssen. Im Bundesmantelvertrag ist im § 11 festgelegt: „Kranken*haus*pflege soll nur verordnet werden, wenn sie wegen Art oder Schwere der Krankheit erforderlich ist." Für alle anderen bettlägerigen Patienten ist Pflege und ärztliche Betreuung in der Wohnung des Kranken allgemein üblich. Die Behandlung im Hause des Kranken ist – bei bestimmten Voraussetzungen – möglich, oft wird sie vom Kranken der Klinikeinweisung auch vorgezogen.
Die Zahl der chronisch Kranken, die sich nicht mehr selbst versorgen können, also weitgehend an die eigene Wohnung gebunden sind, nimmt ständig zu, weil die Zahl der Menschen über 65 Jahre zunimmt (Abb. 25) und die Zahl der Langlieger in erster Linie aus den Jahresklassen über 65 Jahre gestellt wird.

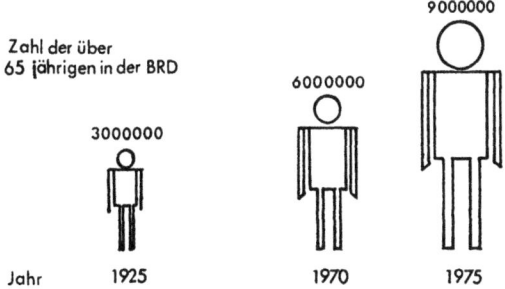

Abb. 25. Zahl der über 65jährigen in der Bundesrepublik Deutschland in den Jahren 1925, 1970 und 1975

Auch in anderen Staaten ist die Zahl der älteren Menschen gestiegen. Im Jahre 1970 betrug der vom Hundertsatz der über 65jährigen unter der Gesamtbevölkerung in

Österreich	14%	Italien	11%
der BRD	13%	Holland	10%
Frankreich	12%	Spanien	9%
Belgien	12%		

Die Möglichkeit, daheim gepflegt zu werden, bestand 1971 in der BRD nach einer Emnid-Umfrage bei

59% der Erwachsenen *voll*,
17% der Erwachsenen bedingt,
19% der Erwachsenen nicht.

Die Behandlung und Pflege im Hause des Kranken ist möglich, wenn

1. Pflegepersonal zur Verfügung steht, entweder familiengebundenes oder fremdes Pflegepersonal,
2. das notwendige Gerät für die Pflege beschafft werden kann,
3. die Kosten für die Pflege gedeckt werden können.

Pflegepersonal

In früheren Zeiten übernahmen die Familienangehörigen im engeren, wie im weiteren Sinne die Pflegeaufgaben für kranke Familienmitglieder im Hause (familieneigene Pflege auf der Basis der Subsidiarität). Oft wurde diese Verpflichtung bei Übergabe eines Hofes, eines Betriebes oder einer Erbschaft sogar notariell abgesichert.

In den Alpenländern gab es in den Bauernhöfen und den Bürgerhäusern bis zu den Zeiten unserer Großväter noch die sogenannten „Nischen" für die längere Zeit Kranken. Aber die Großfamilien und die bäuerlichen Familien, die das noch fordern konnten, sind im Schwinden. Die Klein- und Kernfamilie unserer Tage und der nächsten Zukunft hat nur selten noch die personellen Voraussetzungen, um die Versorgung der Angehörigen in Krankheitsfällen von langer Dauer – also der chronisch Bettlägerigen – selbst in die Hand zu nehmen.

Die caritativen Organisationen haben sich mehr und mehr dieser Aufgabe angenommen und besonders in den Jahren seit 1970 sind große Anstrengungen unternommen worden. Es geht dabei weniger um die Bereitstellung von diplomiertem Pflegepersonal als um die Bereitstellung von Personal, das die Besorgung einfacher pflegerischer Maßnahmen beherrscht und einfache Hausarbeiten übernehmen kann (Hauspflegerinnen).

Die Krankenpflege ist eine alte christliche Tradition. Im Jahre 816 wurde in Aix in der Provence von der Kirche die Fürsorge für die Armen und Kranken zu einer Haupt*pflicht* aller christlichen Institutionen erklärt und diese Verpflichtung hat bis in das 20. Jahrhundert hinein immer wieder zu Ordensgründungen für den Krankenpflegeberuf geführt, sowohl auf evangelischer wie auf katholischer Seite. Solche Orden für Krankenpflege sind zum Beispiel die

„Mallersdorfer Schwestern", die „Malteserhilfsdienste", die „Johanniterhilfsdienste", die evangelischen „Diakonissen" usw. Einer der ältesten Pflegeorden ist der der „Beginen", einer der größten der der „Vincentinerinnen". Diese Orden haben heute noch Niederlassungen mit Schwestern für *ambulante Krankenpflege*. Die Geistlichen der Konfessionen können über solche Einrichtungen in der Regel Auskunft geben.

Ferner gibt es freiwillige, nicht konfessionelle Verbände, die sich auch der Hauskrankenpflege widmen, z. B. Arbeiterwohlfahrt, paritätischer Wohlfahrtsverband. Über diese Hilfsorganisationen für ambulante Krankenpflege können die Gesundheitsämter Auskunft geben. (Die Tätigkeit dieser Verbände ist beim Gesundheitsamt anmeldepflichtig.) Große Industriewerke haben gelegentlich ebenfalls Fürsorgerinnen für ambulante Krankenpflege.

Organisationen für Hauskrankenpflege

Von den rund 120 000 diplomierten Pflegern und Pflegerinnen in der BRD arbeiteten 1969 nur 10 600 in der ambulanten Pflege. (Zahlen für das Krankenhilfspersonal mit einjähriger Ausbildung sind nicht bekannt, man kann sie auf das Doppelte bis Dreifache der diplomierten Kräfte in der ambulanten Pflege schätzen.) Manche der Organisationen haben in Großstädten unter der Bezeichnung *Essen auf Rädern* ein Art rationalisierte Teil-Hauspflege übernommen, täglich wird schmackhaftes Essen für wenig Geld in Warmhaltebehältern ins Haus gebracht. Die Kosten der Pflege übernehmen bei bestimmten Voraussetzungen die Krankenversicherungen, bei großen Betrieben bestehen oft Stiftungen der Firmeninhaber zur Bezahlung der Ausgaben für die ambulante Krankenpflege (hier könnten eventuell Werksärzte Auskünfte geben oder die Sozialabteilungen von Betrieben).

An zwei Beispielen wird gezeigt, welche Möglichkeiten der Hauspflege bestehen können.

In der Stadt München bestanden im März 1972 folgende Institutionen:

a) ambulante Krankenpflege der Arbeiterwohlfahrt

b) Familien- und Altenpflege der evangelischen Kirche in mehreren Kirchgemeinden der Stadt

c) Haus- und Altenpflege der Inneren Mission

d) Familien- und Altenpflegewerk der katholischen Kirche (hier arbeiteten 80 voll ausgebildete Pflegerinnen in der sogenannten Tagespflege und als Vertretung der Mutter bei Entbindung oder im Falle einer Erkrankung)

e) Ambulante Kranken- und Familienpflege des Roten Kreuzes

f) Förderverein Krankenpflege und Sozialdienst

In Wien feierte 1972 der Verein „Wiener Hauskrankenpflege" das 25jährige Jubiläum. 1971 waren in diesem Verein

18 diplomierte Krankenschwestern und
175 Heimhelferinnen

tätig, die täglich rund 600 Kranke zu Hause betreuten. (Für 1947 hatte diese Organisation 14000 Einsatzstunden errechnet, 1972 aber bereits 2,5 Millionen Einsatzstunden.)

1972 gab es in Bayern 23 Haus- und Familienpflegestationen mit 350 hauptberuflichen Pflegerinnen und 1000 Helferinnen, der Bayerische Staat schoß diesen Stationen 727000 DM zu. 1973 wurden in Bayern 11 Modell-Sozialstationen für die Familienpflege und Familienhilfe errichtet, weitere Sozialstationen sind in Planung, so daß das Land in einigen Jahren über ein ausreichendes Netz von Sozialstationen verfügen wird.

Es wäre erforderlich, daß die praktizierenden Ärzte die Telefonnummern solcher Hilfswerke kennen, um den Patienten einen Rat oder eine Empfehlung geben zu können. Manche Ärztlichen Bezirksverbände haben die Adressen und Telefonnummern solcher Hilfswerke systematisch gesammelt und als Information an die niedergelassenen Ärzte weitergegeben.

Die gesetzliche Krankenversicherung sieht u. a. folgende neue Leistungen vor:

Finanzierung einer Haushaltshilfe, wenn ein Versicherter, in dessen Haushalt ein Kind unter 8 Jahren lebt, wegen eines Krankenhaus- oder Kuraufenthaltes den Haushalt nicht weiterführen kann;

Freistellung von der Arbeit für die Pflege eines erkrankten Kindes unter 8 Jahren (soweit keine andere Pflegemöglichkeit besteht) und – bei Verdienstausfall.

Aufgaben bei der Hauskrankenpflege

Das ambulant tätige Pflegepersonal ist – anders als im Krankenhaus – weitgehend auf sich allein gestellt, es arbeitet zwar ebenfalls auf ärztliche Anordnung, aber mit einer anders ausgerichteten selbständigen Verantwortlichkeit. Der Kontakt zum Arzt ist meist ein indirekter, entweder über Telefon oder eine schriftliche Anweisungsbitte des Arztes. Den Arzt tangieren dabei bestimmte Probleme besonders, z. B. kann die Pflegerin darauf achten oder Einfluß nehmen,

daß der Patient mit einer Diät zurechtkommt,
daß die Einnahme hochwirksamer Medikamente beachtet wird,
daß keine Nebenwirkungen von Medikamenten auftreten.

Der Arzt kann für die Hauspflege, auf Rezept für den Kranken, jedoch zur Verfügung der Pflegerin eine Reihe von Substanzen oder Medikamenten verschreiben, z. B.

Salben gegen die Austrocknung der Augen,
verdünnte Myrrhentinktur und Wattestäbchen für die Mundpflege,
Paraffinum liquidum für die Nasenpflege,
Hautsprays zur Vermeidung eines Dekubitus.

Der Arzt kann die Heimpflegerin bitten oder anweisen, jeden dritten Tag einen Einlauf zu machen, falls spontane Stuhlentleerung nicht zustande kommt, mit dem Patienten täglich Atemübungen zu machen um gegebenenfalls eine hypostatische Pneumonie zu verhindern, zur Vermeidung von Versteifungen bestimmte Bewegungsübungen durchzuführen oder Anleitungen für die Zubereitung von Diätkost zu geben.

Hilfsmittel (Gerät)

Die häusliche Krankenpflege bedarf einer gewissen Ausstattung mit Geräten, sie müssen

einfach zu handhaben sein,
finanziell erschwinglich sein,
leicht zu reinigen und zu pflegen sein,

kompliziertes und aufwendiges Gerät sollte ausgeliehen werden können.
Unter den Pflegeproblemen steht die Incontinentia urinae et alvi an erster Stelle. Häufigste Ursachen der Inkontinenz sind:

Apoplexie	Zst. nach Hirnverletzung
Malignom	Prostatahypertrophie
Uterusprolaps	Multiple Sklerose

Wo es nicht gelingt, die Probleme der Inkontinenz zu lösen, belästigt der penetrante Uringeruch nicht nur die Angehörigen, sondern auch den Patienten selbst.
Früher behalf man sich mit Torfbeutelunterlagen, Mullunterlagen, wo es ging durch häufigen Wäschewechsel, meist mit nur geringem Erfolg. Einen großen Fortschritt brachten die *Moltexal-Krankenunterlagen*[1], Einwegartikel, die mit Moltex imprägniert sind. Moltex ist ein Fermentblocker (ein Kupferchelat des Acetylazeton), er verhindert die Zersetzung des Urins und damit den unangenehmen Geruch. Die Kupferverbindung ist außerdem „hautfreundlich" und beugt dadurch einem Dekubitus vor. Es werden angeboten:

Moltex-Vliestücher	80 × 200 cm
Moltex-Krankenauflagen	60 × 90 cm
Moltex-Allzweckauflagen (wasserdicht)	60 × 90 cm
Moltex-Stecklaken	75 × 200 cm

---

[1] Hersteller: Camelia, Chemische Union, Nürnberg.

Ferner sind auf dem Markt:

Moltex-Inkontinentenslips
Moltex-Dreiecktücher
Moltex-Großwindeln

CCU-Inkontinenten-Slips und -Hosen sind für gehfähige Patienten entwickelt (z. B. postoperative Betreuung, Tröpfler). Slips und Hosen geben der Moltex-Vlieswindel oder Moltex-Endloswindel oder auch der zugeschnittenen Moltexal-Endloswindel oder auch der zugeschnittenen Moltexal-Krankenunterlage einen festen Halt. Die CCU-Inkontinenten-Hose ist anatomisch zweckmäßig im Schnitt, verstellbar durch Druckknöpfe am Bund und an den Beinverschlüssen und damit besonders sicher. Anlegen, Reinigen und Auswechseln sind durch Tuch/Hose-Kombination besonders leicht.

CCU-Inkontinenten-Dreiecktücher sind für die Fixierung der zur Anwindelung vorbereiteten Moltexal-Krankenunterlage nach der besonderen Moltexal-Windel-Methode entwickelt. Damit ist auch bei Bewegungen eine ausreichende Sicherheit gewährleistet[1].

An weiteren Einwegartikeln stehen zur Verfügung:

Zellstoff-Wattetücher (2-Lagen) 40 × 40 cm
Zellstoffwattetücher (4-Lagen) 40 × 40 cm und
SAC-Hautschutzspray.

Eine Erleichterung für die Hauskrankenpflege brachten auch die Angebote an Vliesstoff-Einwegwäsche. Auf dem Markt sind derzeitig angeboten:

Einweg-Bettbezüge
Einweg-Kissenbezüge
Einweg-Papierhandtücher
Einweg-Papier-Clobrillen
Einweg-Luftringbezüge
Einweg-Stecktücher
Einweg-Bettlaken
Einweg-Waschlappen[2]

Ein Problem kann die Beseitigung der Einwegwäsche werden, wenn im Haushalt nichts verbrannt werden kann und die größeren Einwegwäschestücke nicht im Klosett weggespült werden können. Es gibt eigene kleine Zerreißmaschinen im Fachhandel, besser ist es, die Stücke in einem Abfallsammler aus Plastik mit dem Müll wegzugeben[3].

Für die Hauspflege ist von den im Handel befindlichen Einlaufgeräten ein *Ballon-Einlaufgerät* am geeignetsten, das mit einem Ventil arbeitet. Zuerst wird durch den Sog des zusammengepreßten Ballons Wasser in den Ballon gesaugt, beim erneuten Zusammenpressen des Ballons wird das Wasser (Einlauf-Flüssigkeit) auf der Gegenseite ausgepreßt (Abb. 26).

---

[2] Hersteller: Fa. Feldmühle.
[3] Abfallsammler von Braun-Melsungen.

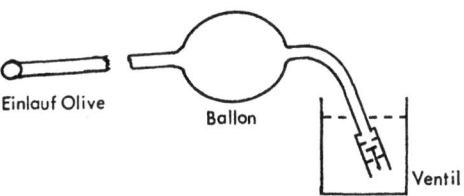

Abb. 26. Ballon-Einlaufgerät Klyso für die Hauspflege

An weiterem Gerät für die Hauspflege kann genannt werden:

Urinale
Hosen-Tragurinale
Urinar-Bandagen
Kothalter
Alvab-Kothalter mit Einmalkolostomiebeuteln
Steckbecken
Klosettstuhlkissen
Pessarien
Wärmeflaschen
Inhaltionsapparate
Eisbeutel

Massageroller
elektr. Handmassage
Kinnbinden
Bettschutzeinlagen (Gummi-Meterware)
Fersenkissen/Schaumgummi
Fersenluftkissen
Luftringe
Nackenrollen
Badewannengleitschutzeinlagen
Krankenheber

Ein Teil der genannten Geräte oder Pflegemittel fällt unter die sogenannten „kleineren Heilmittel" im Sinne der RVO (§ 182 Abs. 1, Nr. 1), deren Bezahlung die gesetzliche Krankenkasse übernimmt, ein anderer Teil fällt unter die „Kann-Leistungen" der Krankenkassen. In letzterem Falle ist vor der Beschaffung des Gerätes ein Antrag mit kurzer Begründung an die Krankenkasse zu stellen.

Eine gut geleitete Pflege sollte dreierlei verhindern helfen

1. Dekubitus
2. hypostatische Pneumonie
3. Gelenkversteifungen

Vordrucke zur Überwachung der Behandlung im Hause

Wo es notwendig ist, kann die Überwachung des Krankheitsverlaufes bei Behandlung im Hause durch ein einfach gestaltetes Krankenblatt (Abb. 27)

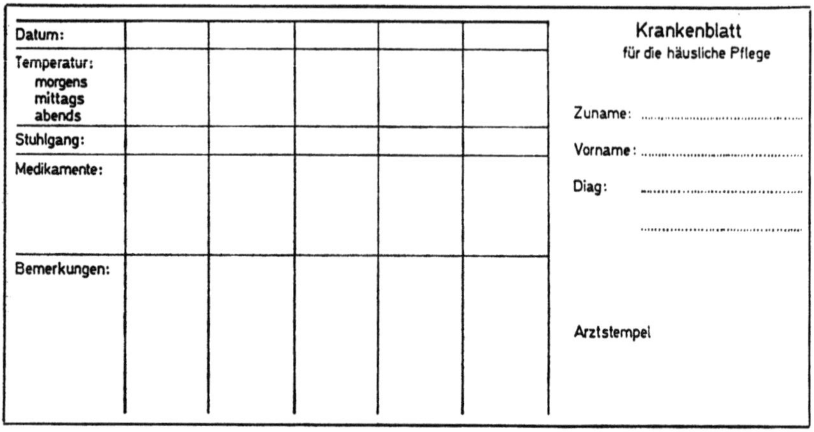

Abb. 27. Krankenblatt für die häusliche Pflege

erleichtert werden[4]. Eine noch einfachere Art der Überwachung kann man mit Hilfe einer Fieber-Pulskurve in Postkartengröße durchführen, die Kurven reißt man von einem Block ab[5] (Abb. 28).

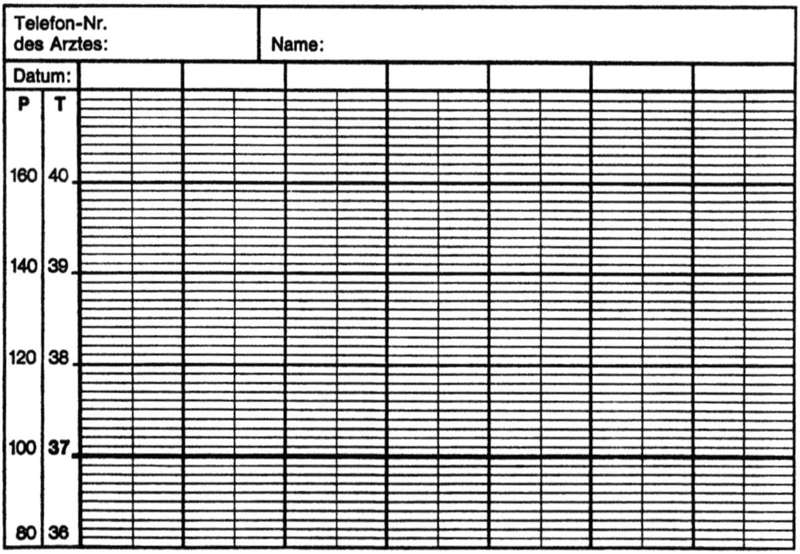

Abb. 28. Fieberkurve in Postkartengröße (für Patienten, die krank zu Hause liegen)

---

[4] Kostenlos zu beziehen durch Boehringer Mannheim, Abt. WDF.
[5] Kostenlos zu beziehen durch Chemiewerk Homburg, Frankfurt, Postf. 3944.

Literatur

1. Beske, F.: Die Zukunft der Pflegeberufe. Dtsch. Ärztebl. **69**, 1365 (1972)
2. Birke, E.: Die Inkontinenzen, Behandlungsversuche und Pflegemöglichkeiten. MMW **104**, 997 (1962)
3. Giencke, E.: Krankenblatt für die häusliche Pflege. D. niederg. Arzt **22**, 31 (19) (1973)
4. Kellner, H., Kellner, W.: Die Verwendung von Wegwerfwäsche. Zschr. f. Praxis, Klinik, Forschung **2,** 11 (1967)

Für die Familienangehörigen, die chronisch Bettlägerige betreuen, kann als Informationsquelle für Probleme der Pflege empfohlen werden:

Fuchs, Oesterle, Teichmann: Dienst am Krankenbett. Hamburg: Büchner, Handwerk und Technik, 1965

Paul Brandlmeier

Der Unheilbare und Sterbende in der Allgemeinpraxis

In der Allgemeinpraxis zählt die Betreuung Unheilbarer und Sterbender mit zu den schwierigsten Aufgaben.
Die schwerwiegende Diagnose „inoperables Malignom" mit langsamem aber sicherem Siechtum stellt der Allgemeinarzt kaum jemals allein. Erst nach eingehender Prüfung und Sicherung der Diagnose – Irrtumsmöglichkeiten sind aber auch bei Anwendung modernster Untersuchungsverfahren nicht völlig auszuschließen – ergibt sich die Frage der Aufklärung des Patienten oder der Angehörigen und der weiteren ärztlichen Betreuung des Kranken. Zunächst ist zu entscheiden, ob man

    den Patienten selbst
    oder einen Angehörigen

aufklären soll. Wenn man den Patienten nicht selbst aufklärt, *muß* man einen der Angehörigen aufklären. Vorsicht ist geboten bei der Auswahl derjenigen Vertrauensperson unter den nächsten Angehörigen, der man die Aussichtslosigkeit des Leidens eröffnet, und nicht immer ist der Ehepartner die dafür geeignete Person. Wer von den Angehörigen aufgeklärt werden soll, kann der Hausarzt meist besser entscheiden als der Klinikarzt.
Für die Information und Aufklärung muß sich der Allgemeinarzt Zeit nehmen, niemals sollte sie „zwischen Tür und Angel" geschehen. Wenn die ins Vertrauen zu ziehende Person nicht während der Sprechstunden den Arzt aufsuchen kann, muß geschickt und diplomatisch eine bestimmte Zeit zur Aussprache vereinbart werden. Man sollte nicht davon ausgehen, daß bei einem vorausgegangenen Krankenhausaufenthalt der Patient oder einer seiner Angehörigen von seiten der Krankenhausärzte über die Prognose informiert worden ist. Bevor man eine Person „ins Vertrauen" zieht, sollten drei Fragen geklärt sein:

1. Hat ein Familienmitglied vom Krankenhaus oder von dem zu Rate gezogenen Facharzt schon eine „Information" erhalten?
2. Wer im nächsten Familienverband soll über die Aussichtslosigkeit des Leidens informiert werden?
3. Wie soll der Patient aufgeklärt werden, evtl. unter welcher „Arbeitsdiagnose"?

Über die Aufklärungspflicht gibt es widerstreitende Ansichten. Aus juristischer Sicht gibt es die Pflicht zur Aufklärung des Patienten mit der Einschränkung, daß durch die Aufklärung kein Schaden gesetzt werden darf. Die Last der Entscheidung liegt also beim Arzt.

Zum Problem „Aufklärung" gab Seyfarth [3] schon vor Jahrzehnten folgende Empfehlungen:

„Auf keinen Fall ist dem Kranken zu eröffnen, daß sein Leben hoffnungslos sei und daß er sterben müsse. Einem der Angehörigen, und zwar dem einsichtigsten und ruhigsten, muß jedoch stets die volle Wahrheit gesagt werden mit der Bitte, daß er gegen jedermann verschwiegen sei, daß er mit Rücksicht auf den Kranken diesem gegenüber sich ebenso verhalte wie der Arzt und die Schwestern, und daß er so den Kranken über seinen Zustand hinwegtäusche. Selbst wenn es sich um einen verständigen Kranken mit fortschreitendem unheilbarem Leiden handelt, der dringend verlangt die „Wahrheit" zu hören, „damit er seine letzten Anordnungen treffen könne", halte ich es für falsch mit der reinen Wahrheit zu antworten. Menschlicher ist es, wenn wir ungefähr sagen: „Daß Sie sehr schwer krank sind wissen Sie selbst, ich rate Ihnen dringend, alle nötigen Anordnungen zu treffen. Dennoch besteht die Hoffnung, daß Sie durchkommen."

Der Patient will zu Beginn der Behandlung *meist* (jedoch nicht immer!) die Wahrheit wissen. Indessen kann die Mitteilung der ganzen Wahrheit einen Schaden setzen, den Patienten in Verzweiflung stürzen, ja zum Selbstmord treiben. Dafür zwei Beispiele:

Ein Malignom-Patient, dem wegen befürchteter Reaktionen die Diagnose nicht mitgeteilt worden war, bekam Besuch von seinem Freund, der ihm im Laufe der Unterhaltung die Frage stellte, wieso er zu einem Pankreascarcinom käme. Der Patient ging mit einer Entschuldigung ins Nebenzimmer und erschoß sich mit seinem Jagdgewehr.

Theodor Storm erkrankte 1887 an einem Magenkrebs und nach der Aufklärung durch seinen Hausarzt brach er seelisch zusammen. Durch ein Scheinkonsilium gelang es, ihn wieder zu beruhigen, und er hat in den folgenden Monaten eine seiner schönsten Novellen, den „Schimmelreiter", vollenden können.

Wird die schwerwiegende Diagnose einer unheilbaren Erkrankung als gesichert angesehen, so vollzieht sich das weitere Schicksal des Kranken zwischen den beiden Zeitmarken

    mors certa   und
    hora incerta.

Während dieser Stadien wechselt sowohl das Verhalten des Kranken wie auch die Aufgabenstellung des Arztes. Man kann diese wechselnden Abläufe und Aufgaben in das folgende Schema bringen:

	mors certa	
Stadium I		Aufklärung oder Teilaufklärung? Der Arzt muß Hoffnungen setzen! Therapeutisch muß alles versucht werden, das Linderung bringt oder gegebenenfalls eine auch nur geringe Chance der Besserung bietet.
Stadium II		Das Informationsbedürfnis des Kranken nimmt ab. Es entstehen Verdrängungstendenzen, „Auflehnungen" oder depressive Symptome. Die palliative Therapie beginnt.
Stadium III		Diskussionen über Krankheit und Hoffnungen verstummen. „silence becomes the common language". Souveräne Schmerzbekämpfung wird notwendig.
	hora incerta	

Im Verlauf der Erkrankung erkennt der Patient allmählich, daß die therapeutischen Bemühungen keine Besserung bringen. Zwei Reaktionen sind dann möglich:

1. Der Patient wechselt den Arzt oder konsultiert einen Heilpraktiker, unterzieht sich Lehm-Kuren, „Zeileiskuren" und vielem anderem.
2. Der Patient entwickelt Verdrängungstendenzen.

Die erste Reaktion muß man nachsichtig hinnehmen, diese Zeitspanne dauert meist nicht sehr lange. Entwickelt der Kranke Verdrängungstendenzen, so deutet er seine Symptome um oder versteckt seine Ängste vor dem Arzt. Krüsi [2] sagt dazu: „Die Verdrängungstendenzen wechseln ab mit einem oft sehr klaren Bewußtsein des Patienten über Art und Bedeutung der Krankheit. Diese ‚doppelte Buchführung' ist typisch für viele Patienten im metastasierenden Krankheitsstadium. Wo der Patient aber offen fragt, sollte der Arzt nicht zur unhaltbaren Lüge, sondern zu einer optimistisch gefärbten Wahrheit Zuflucht nehmen. Dabei ist der Hauptakzent auf die noch vorhandenen bestehenden therapeutischen Möglichkeiten und Chancen zu legen." – In diesem Stadium, in dem oft schon Zeichen von Apathie und Resignation auftreten, kreisen die Gespräche zwischen Patient und Arzt weniger um Diagnose und Prognose, sondern mehr um die *nächstliegenden* Beschwerden und Symptome und es stehen im Vordergrund

Behebung der Müdigkeit und Schwäche,
Regulierung der Verdauungsbeschwerden (Diätanordnungen),
Linderung der Schlaflosigkeit,
Beseitigung oder Linderung der Schmerzen.

Jedes Eingehen des Arztes auf diese Beschwerden beim Hausbesuch erweckt Hoffnungen und deshalb ist in dieser Phase das Eingehen des Arztes auf diese Beschwerden durch geduldiges Zuhören von besonderer Bedeutung. Bei der Schmerzbekämpfung und Sedierung sind folgende Punkte zu beachten:
Als Analgetica sind Salicylate weniger geeignet, jedoch alle Analgetica, die über das ZNS wirken, und man beginnt mit dem schwächsten Mittel. Es steht also

> Codein vor dem Pethidin (Dolantin) und
> Pethidin vor dem Morphin.

Dabei ist zu beachten:

Codein dämpft die Darmmotilität

Morphin hat Nebenwirkungen wie Nausea, Erbrechen, Obstipation, man gibt es daher
> mit Zusätzen wie Atropin sulf (0,2 mg–0,5 mg) oder
> Scopolamin hydrobromic (0,2–1,0 mg).

Im ersten Stadium kann man Luminal (15–30 mg) zur Beruhigung und Schlafförderung geben.

Luminal steigert die Wirkung der Analgetica vom Typ Aminophenazon (Pyramidon, Novalgin).

Bei Panikzuständen ist Haloperidol zu wählen.

Tranquilizer vom Phenothiazintyp können die analgetische Wirkung von Morphin hemmen.

Die modernen Analgetica wie Valeron, Fortral usw. helfen, Opiate einzusparen.

Homburger [1] berichtet darüber, daß sich am Guy's Krankenhaus in London eine orale Mischung während der letzten Lebenswochen bewährt hat, die „Brompton-Mixture", welche die Injektion von Narcotica oft überflüssig macht. Rp.

> Morphini hydrochlorici   0,016
> Cocain hydrochloric   0,011
> Sirup. simplex   ad   30,00
> S. Morgens und abends einen Teelöffel
>   mit einem Glas Kognak oder Gin mischen.

Oft wird vergessen, wie nützlich der Alkohol sein kann, namentlich bei Patienten, welche gerne alkoholische Getränke einnehmen. Für den schwerkranken Patienten, der oft auch appetitlos ist, ist Alkohol außerdem eine Kalorienquelle.

Zur medikamentösen Therapie kann man zusammenfassend sagen:

> Morphin (Opiate) nicht zu früh geben,

mit Tranquilizern als Basistherapie beginnen, evtl. hochdosiert. Man sollte zunächst versuchen, mit Zäpfchen und peroralen Gaben auszukommen, von Zeit zu Zeit beim Hausbesuch eine „Proforma-Untersuchung" einschieben, das nimmt dem Patienten das Gefühl der Hoffnungslosigkeit. Der Schwerkranke beobachtet sehr feinfühlig!

Bei lange liegenden Patienten besteht die Gefahr von Decubitalgeschwüren, vorwiegend

am Sacrum
an den Schenkeln und
an den Fersen.

Zur Vorbeugung solcher Geschwüre kann man:

1. Die Lage des Patienten im Bett während des Tages öfters wechseln lassen,
2. für proteinreiche Ernährung sorgen,
3. die Haut mit Alkohol einreiben und anschließend mit Lanolin einfetten lassen, unter gleichzeitiger milder Massage der Hautpartien,
4. auch kleinste oberflächliche Hauterkrankungen sofort behandeln,
5. die Haut täglich von der Pflegeperson inspizieren lassen!

Bei Kranken mit Hemiplegien kann man

a) eine kleine Kiste oder einen Schemel am Ende des Bettes so aufstellen, daß die rechtwinklig abgebogenen Füße dagegen gestemmt werden können. Es soll damit die Bildung eines Spitzfußes verhindert werden,
b) das gelähmte Bein durch Sandsäcke in gerader Lage halten (keine Außenrotation),
c) frühzeitig mit aktiven Übungen der Muskeln beginnen.

Für *Colostomie*-Patienten kann man empfehlen:

Alle Speisen können angeboten werden, ausgenommen Speisen, die Gas produzieren: Bohnen, Nüsse, Zwiebeln, Melonen, Kohl, Hefeteiggebäcke. Kohlensäurehaltige Getränke sollten gemieden werden. Zur weiteren Vermeidung von Gasbildung kann man Kohletabletten verordnen, ebenso Sab simplex®.

Im Endstadium empfindet oder weiß der Patient häufig, daß er dem Ende nahe ist, ohne daß darüber gesprochen wird. In dieser Situation wollen manche Kranke mit ihrem Arzt die Dinge des Jenseitigen besprechen. Entzieht sich der Arzt dieser Aufgabe, so kann es sein, daß er den Patienten in einer schrecklichen Not zurückläßt. Das Vereinsamungsgefühl kann der Arzt etwas mindern helfen, indem er

die nächsten Angehörigen
die Freunde
den Pfarrer

zu vermehrten Besuchen beim Kranken aufmuntert und er – der Arzt – sich selbst aus dieser Initiative nicht ausschließt. Es gibt umgekehrt auch Patienten, die in der Endphase ihres Leidens keinerlei Besuch mehr haben wollen, sie wollen „für sich allein" sterben. Sorgfalt, Herzenswärme und Schmerzbekämpfung sind wahrscheinlich die letzten drei Medikamente, die der Arzt dem Unheilbaren geben kann.

Ist der Patient gestorben, so erwarten die Angehörigen manchmal vom Arzt außer der Teilnahme auch Ratschläge, was nun zu tun sei. Häufig wissen sie nicht, daß man dem Toten die Augen schließt, das Kinn hochbindet und die Kleidung herrichtet, mit der der Tote begraben werden soll. Die Bettdecke ersetzt man durch ein Leinentuch und gibt den Rat, das Fenster zu öffnen. Die Leichenwäsche und die Umkleidung besorgt das zu verständigende Bestattungsinstitut, in Landgemeinden die „Leichenfrau". Die Leichenschau wird vom behandelnden Arzt durchgeführt, nicht eher als 3–4 Stunden nach dem Tode, wenn Totenflecke vollkommen deutlich ausgebildet sind. Der Arzt stellt einen Leichenschauschein aus, den die Angehörigen dem Standesamt oder dem Einwohnermeldeamt vorlegen müssen (geregelt durch das Personenstandsgesetz vom 6. 2. 1875).

Die Betreuung eines unheilbar Kranken zählt zu den schwierigsten ärztlichen Aufgaben, außer gediegenen medizinischen Kenntnissen erfordert diese Aufgabe auch hohe ärztliche und menschliche Qualitäten um dem Kranken über das Gefühl der zunehmenden Hilflosigkeit und der seelischen Beschwernisse hinwegzubringen. Die dabei stets nötige Zuwendung und Hilfsbereitschaft des Arztes führt gewöhnlich zu einer starken Bindung der betroffenen Familie an den „Familienarzt".

Literatur

1. Homburger, K.: Ärztliche Betreuung des Alternden und chronisch Kranken. Basel: Karger 1967
2. Krüsi, G.: Psychologische Probleme beim Krebskranken. Beobachtungen aus einer Allgemeinpraxis. Schwz. Rdsch. f. Med. **56**, 1696 (1967)
3. Seyfarth, C.: Der Ärzteknigge. Stuttgart: Thieme 1938

Paul Brandlmeier

Der ansteckend Kranke zu Hause

Bei weitem nicht alle Patienten mit ansteckenden Krankheiten werden stationär eingewiesen. Viele können zu Hause behandelt werden. Maßgebend hierfür sind:
>   der Wille des Patienten bzw. der Angehörigen,
>   die Wohnverhältnisse,
>   die Pflegemöglichkeiten.

Begriffsbestimmungen

1. *Erkrankungsverdächtige:* Dies sind Personen, die unter Erscheinungen erkranken, die eine ansteckende Erkrankung vermuten, aber noch nicht sicher erkennen lassen.
2. *Kontaktpersonen:* Dies sind Personen, die mit dem Erkrankten in enger Wohngemeinschaft lebten oder leben.
3. *Absonderung:* Die Absonderung im Hause des Erkrankten muß derart erfolgen, daß der Kranke mit keinen anderen als den zu seiner Pflege bestimmten Personen in Berührung kommt. Im Absonderungsraum dürfen sich keine Geschwister aufhalten, auch nicht zum Schlafen. Der Absonderungsraum sollte

>   ohne Polstermöbel
>   ohne Teppiche
>   ohne Vorräte von Lebensmitteln (z. B. Äpfel!)

sein. In der heißen Jahreszeit sollte man Fliegenfänger aufstellen. Bei Erkrankungen, deren Erreger mit Urin oder Stuhl ausgeschieden werden, sollte für die Dauer der Absonderung Papier-Clobrillen benutzt werden, ferner Papier-Einmalhandtücher.

Der Kranke muß angewiesen werden, während der Absonderungszeit keine anderen Räume aufzusuchen.

Kommt der Erkrankte den Anforderungen, die der Hausarzt stellt, nicht nach, so könnte nach § 27 des Gesetzes zur Verhütung übertragbarer Krankheiten (BSG vom 18. 7. 1961) Unterbringung in einer geschlossenen Krankenhausabteilung veranlaßt werden.

Aus praktischen Gründen wurden drei Gruppen von ansteckenden Erkrankungen unterschieden:

>   solche, die *überwiegend zu Hause behandelt* werden,
>   solche, die man *üblicherweise* stationär einweist, und
>   solche, die eingewiesen werden *müssen*.

Ansteckende Erkrankungen, die überwiegend zu Hause behandelt werden

Es geht um jene Erkrankungen, für die Absonderungsmaßnahmen zwar nicht gesetzlich vorgeschrieben sind, jedoch von der Lehre her als verbindlich angesehen werden, daher vom behandelnden Arzt auch nicht ignoriert werden sollten. Eine Krankenhauseinweisung braucht nur dann zu erfolgen, wenn die häuslichen Verhältnisse oder die pflegerischen Möglichkeiten nicht ausreichen. Es sind hier zu nennen:

Hepatitis infectiosa

Absonderung des Erkrankten in einem Einzelzimmer ist notwendig (möglichst mit getrennter Toilette). In der Toilette soll eine Schüssel mit 2%iger Sagrotanlösung stehen, nach dem Stuhlgang soll sich der Kranke die Hände in dieser Desinfektionslösung waschen. Pflegepersonen sollen Einmalhandschuhe tragen, z. B. Plastikhandschuhe, die man von einer Papierrolle nimmt[1]. Eß- und Trinkgeschirr und Bestecke des Kranken sind durch Auskochen in einer schwachen Sodalösung zu desinfizieren.

Nach einer klinisch geheilten Hepatitis kann der Schulbesuch frühestens 4 Wochen nach Krankheitsbeginn wieder erlaubt werden. Auch leicht Erkrankte und Ansteckungsverdächtige dürfen erst nach dieser 4-Wochen-Frist wieder zum Schulbesuch zugelassen werden. Erkrankungsverdächtige dürfen

    nicht in Lebensmittelbetrieben
    nicht in Küchen
    nicht in Trinkwasserversorgungsanlagen
    nicht in Schulen
    nicht in Gaststätten und im Beherbergungsgewerbe

weiterarbeiten.

Kontaktpersonen dürfen Lebensmittelbetriebe, Küchen und Schulen nur mit Zustimmung des Gesundheitsamtes betreten.

Allen Kontaktpersonen ist Prophylaxe mit *Gammaglobulin* dringend zu empfehlen (mindestens 0,2 ml/kg Körpergewicht). Besteht der Verdacht, daß sich eine Kontaktperson bereits im Inkubationsstadium befindet, so muß eine höhere Dosierung von Gammaglobulin gewählt werden. Umgebungsuntersuchung durch Bestimmung von SGOT und SGPT bei Kontaktpersonen.

Scharlach

Absonderung des Erkrankten bis drei Tage nach Therapiebeginn. Besuch von Kindergarten oder Schule ist wieder erlaubt:

---

[1] San-Glove von Greiner & Co., Hamburg 26, Eifferstr. 482.

frühestens nach 3 Wochen, wenn mit Penicillin behandelt wurde, frühestens nach 6 Wochen, wenn nicht mit Penicillin behandelt wurde.

Kinder sollte man nicht ins Krankenhaus einweisen, wenn eine Behandlung zu Hause möglich ist (psychisches Trauma!). Wichtig sind Kontrolle von Urin, EKG und Ohren im Verlauf der Erkrankung und bei Abschluß der Behandlung.

Geschwister, die mit dem Erkrankten in einem Raum gewohnt haben, dürfen die Schule erst nach 8 Tagen (vom Tag der Absonderung des Erkrankten an gerechnet) wieder besuchen.

Kontaktpersonen, die zusätzlich gefährdet sind (durch andere Leiden oder Erkrankungen), sollten für 5-7 Tage mit *Tetracyclin* behandelt werden.

Röteln

Keine Absonderung notwendig. Kindergarten und Schulbesuch muß acht Tage ausgesetzt werden. Besonders gefährdet sind in der Umgebung *Frühschwangere*. Wenn eine Schwangere in den ersten 4 Monaten einer Gravidität Kontakt mit einem an Röteln Erkrankten gehabt hat, so sollte sie innerhalb der ersten 4 Tage nach dem Kontakt *Gammaglobulin* erhalten (0,5 ml/kg Körpergewicht). Die Antikörperbestimmung für Röteln ist angezeigt:

bei Verdacht auf Rötelerkrankung bei Frauen,
bei Kontakt einer Schwangeren mit an Röteln Erkrankten,
bei Neugeborenen und Kindern mit Verdacht auf Röteln-Embryopathie,
zur Feststellung der Immunitätslage bei Kinderwunsch

(notwendig sind zwei Serumeinsendungen im Abstand von 14 Tagen).

Keuchhusten

Die Absonderung erkrankter Säuglinge und Kleinkinder ist bis 4 Wochen nach Beginn der Erkrankung notwendig. Die praktische Bedeutung dieser Forderung ist nicht besonders hoch einzuschätzen.

Kontaktpersonen: Keine besonderen Maßnahmen notwendig, ausgenommen Schulkinder, die für 2 Wochen vom Schulbesuch auszuschließen sind. Wenn Säuglinge mit Pertussiskindern engen Kontakt gehabt haben und nicht aktiv gegen Pertussis geimpft sind (was ab 3. Lebensmonat durchgeführt sein sollte), so sollten sie passiv mit *Hyperimmunserum* immunisiert werden (1,25 ml täglich intramuskulär fünf Tage lang).

Diphtherie

Absonderung des Erkrankten ist notwendig. Geschirr und Bestecke des Kranken müssen sofort nach dem Essen für 15 Minuten in kochendes Wasser gegeben werden. Die Absonderung des Erkrankten kann aufgehoben werden, wenn drei Abstriche aus Nase und Rachen (im Abstand von drei Tagen) negativ waren. Die Abstriche müssen sorgfältig durchgeführt, baldigst gefärbt und unter dem Mikroskop durchgemustert werden. (H. Kleinschmidt konnte bei guter Technik in 80% klinisch gesicherter Di. den mikroskopischen Nachweis führen, bei schlechter Technik sank die Erfolgsquote auf 50% und weniger.)

Kontaktpersonen: Schulpflichtige Familienangehörige des Erkrankten dürfen die Schule erst dann besuchen, wenn drei Nasen- und Rachenabstriche negativ waren. (Antibiotikabehandlung und Serumprophylaxe bei Kontaktpersonen nur dann, wenn begründeter Krankheitsverdacht besteht!)

Parotitis epidemica

Absonderung des Erkrankten bis eine Woche nach dem Abklingen der Drüsenschwellungen.
Kontaktpersonen: Keine besonderen Maßnahmen notwendig.
Bei Patienten jenseits der Pubertät könnte ein Schutzversuch mit *Mumps-Immunglobulin* unternommen werden.

Masern

Die Absonderung zu Hause ist ohne Bedeutung. Die Absonderung spielt nur eine Rolle in Heimen.
Kontaktpersonen: Keine besonderen Maßnahmen notwendig, wenn sie Masern schon durchgemacht haben oder gegen Masern geimpft sind (s. Impfplan S. 100).
Bei gefährdeten Personen ist Behandlung mit Gammaglobulin notwendig.

Pfeiffersches Drüsenfieber

Keine besonderen Maßnahmen erforderlich, auch nicht bei Kontaktpersonen.

Gastroenteritis acuta

Die Kranken sollten getrenntes Besteck und Geschirr haben, das man nach dem Gebrauch auskocht. Kurzfristige Absonderung des Erkrankten wünschenswert, sonst keine weiteren Maßnahmen notwendig.
Kontaktpersonen: Keine besonderen Maßnahmen erforderlich.

Angina (Streptokokkenangina)

Kurzfristige Absonderungen des Erkrankten ist zu empfehlen. Geschirr und Besteck, das der Kranke benutzt hat, sollte 15 Minuten ausgekocht werden.
Kontaktpersonen: Keine besonderen Maßnahmen erforderlich.
Werden Patienten mit ansteckenden Erkrankungen zu Hause behandelt, so wird an den Allgemeinarzt oft die Frage gerichtet, wann Geschwister, die mit dem Erkrankten im gleichen Zimmer zusammen waren, wieder zum Schulbesuch zugelassen werden dürfen. Darüber gibt Tab. 14 Auskunft.

Tabelle 14. *Wiederzulassung* von *Kontaktpersonen* zum Schulbesuch gemäß 6. Abschnitt des Bundesseuchengesetzes

Eine Person, mit der enge Wohngemeinschaft bestand, war erkrankt an	Wiederzulassung der Kontaktpersonen zum Schulbesuch
Diphtherie	1 Woche nach Absonderung des Erkrankten und drei negativen „Abstrichen"
Enteritis infectiosa	1 Woche nach Absonderung des erkrankten Partners
Hepatitis infectiosa	4 Wochen nach Beginn der Erkrankung beim Partner
Ruhr	1 Woche nach Absonderung des erkrankten Partners
Paratyphus A und B	2 Wochen nach Absonderung des erkrankten Partners
Scharlach	1 Woche nach Absonderung des erkrankten Partners
Typhus abdominalis	3 Wochen nach Absonderung des erkrankten Partners
Keuchhusten	nach früher überstandenen Keuchhustenerkrankungen keine Beschränkungen, sonst 2 Wochen
Röteln	keine Beschränkungen
Masern	keine Beschränkungen (bei gemaserten Kindern!)
Windpocken	keine Beschränkungen

Ansteckende Erkrankungen, die üblicherweise eingewiesen werden

Für die Erkrankungen und Verdachtsfälle an

    Ruhr   Encephalitis
    Paratyphus   Ornithose
    Meningitis   Brucellose
    Poliomyelitis   Lyssa

gibt es keine gesetzlichen Vorschriften für die sofortige Krankenhauseinweisung, jedoch ist die Sicherung der Diagnose nur mit den Mitteln größerer Krankenhäuser mit Spezialabteilungen möglich, weshalb fast immer Klinikeinweisung praktiziert wird, ausgenommen Ruhr und Paratyphus, die zu Hause behandelt werden. Wird der Allgemeinarzt zu solchen Erkrankungs- oder Verdachtsfällen gerufen, so sind in bezug auf *Kontaktpersonen* einige Regeln zu beachten:

Ruhr

Kontaktpersonen dürfen nicht im Lebensmittelhandel tätig sein, solange nicht zwei Stuhlproben negativ ausgefallen sind.
Bei allen Kontaktpersonen sollte Prophylaxe mit schwer resorbierbaren Sulfonamiden getrieben werden.

Paratyphus

Bei den Kontaktpersonen sind bakteriologische Stuhluntersuchungen angezeigt. Kontaktpersonen dürfen Schulen und Lebensmittelbetriebe nur mit Zustimmung des Gesundheitsamtes betreten. Angehörige der Wohngemeinschaft des Erkrankten sollten zu Hause für 14 Tage nur gekochte Speisen essen. Inzwischen sollte aktive Immunisierung (peroral) durchgeführt werden.

Meningitis

Keine Maßnahmen bei Kontaktpersonen notwendig, außer Penicillin oral zur Familienprophylaxe.

Poliomyelitis

Keine Maßnahmen bei Kontaktpersonen, außer Empfehlung an die Angehörigen, in den folgenden Wochen alle körperlichen Anstrengungen, Durchnässungen, Sportwettkämpfe zu meiden. Ansteckungsverdächtige aus der Wohngemeinschaft des Erkrankten dürfen Schulen und ähnliche Gemeinschaftseinrichtungen nur mit Zustimmung des Gesundheitsamtes betreten.

Brucellose

Keine besonderen Maßnahmen bei Kontaktpersonen erforderlich.

Encephalitis

Keine besonderen Maßnahmen bei Kontaktpersonen erforderlich.

Ornithose

Keine besonderen Maßnahmen bei Kontaktpersonen notwendig, außer Information der Angehörigen über den Infektionsweg und die Ansteckungsquelle.

Lyssa

Keine besonderen Maßnahmen bei Kontaktpersonen erforderlich.

Ansteckende Erkrankungen, die stationär eingewiesen werden müssen

Eine *Pflicht* zur sofortigen Krankenhauseinweisung besteht vom Gesetzgeber her bei Erkrankungen an

Pocken	Milzbrand
Typhus abdominalis	Pest
Fleckfieber	Rückfallfieber
Cholera	(Gelbfieber)

Auch Verdachtsfälle dieser Erkrankungen sind bereits einzuweisen. Diese Erkrankungen spielen in der Allgemeinpraxis eigentlich keine Rolle – ausgenommen vielleicht Typhus abdominalis.

Zahlenangaben für die *meldepflichtigen* übertragbaren Erkrankungen in der Bundesrepublik Deutschland für das Jahr 1971:

	Zahl der gemeldeten Fälle	
Geschlechtskrankheiten	87 917	
darunter Tripper		87 711
Tuberkulose	45 325	
darunter der Atmungsorgane		38 495
Scharlach	31 368	
Hepatitis infectiosa	22 738	
bakterielle Lebensmittelvergiftungen	11 295	
darunter Salmonellosen		10 817
Übertragbare Hirnhautentzündung	6 247	
darunter Meningokokkenmeningitis		1 638
bakterielle Ruhr	570	
Paratyphus A und B	394	
Typhus abdominalis	381	
Brucellose	107	
Leptospirosen	51	
Diphtherie	38	
übertragbare Kinderlähmung	17	

Paul Brandlmeier

Impfplan

Übertragbare Krankheiten können eingedämmt werden, wenn eine für die Erkrankung empfängliche Bevölkerung einen möglichst hohen Durchimpfungsgrad aufweist. Ist eine Bevölkerung wenigstens zu 50% durch eine Impfung (oder durch eine überstandene Erkrankung) geschützt, so kann von zwei Exponierten höchstens einer angesteckt werden, es kann so nie zu einer explosiven Epidemie kommen. Dem Allgemeinarzt fällt aus zwei Gründen eine entscheidende Rolle bei der Aufklärung der Bevölkerung zu: er ist die zahlenmäßig stärkste Berufsgruppe und hat den engsten Zugang zu den Familien. Seine Information oder Meinung hat erheblichen Einfluß auf die Bereitschaft zu Impfungen.

Ein Impfprogramm sollte für den Heranwachsenden in den ersten Lebensmonaten beginnen und mit dem 12. bis 13. Lebensjahr abgeschlossen sein. Der folgende Impfplan hält sich an die Empfehlungen der Deutschen Gesellschaft für Sozialpädiatrie vom Mai 1973.

Entsteht durch eine Impfung ausnahmsweise ein dauernder Schaden, so kommt die öffentliche Hand für den Schaden auf, gegebenenfalls wird sogar eine Rente gewährt. Ist ein Schaden entstanden, so muß der Arzt, der geimpft hat, einen Erhebungsbogen vom Gesundheitsamt anfordern, dann ausfüllen und wieder dem Gesundheitsamt zuleiten (Erhebungsbogen gemäß Bundesgesetzblatt I S. 1012 vom 18. Juli 1961), Die weitere Bearbeitung des Schadens obliegt dem Gesundheitsamt, die Entschädigung gewährt das Versorgungsamt nach den Vorschriften des Bundesversorgungsgesetzes; Voraussetzung ist, daß die Impfung von einer Gesundheitsbehörde im Sinne des Paragraphen 51 des BSeuchG öffentlich empfohlen worden ist. (In Bayern wurde am 1. 1. 1972 in 89 Fällen Renten wegen Impfschäden gewährt, 130 Fälle waren zu diesem Zeitpunkt noch rechtshängig.)

Zeitabstände zwischen Schutzimpfungen

1. Zwischen Schutzimpfungen mit *vermehrungsfähigen, abgeschwächten Krankheitserregern* (Pocken, Polio oral, Gelbfieber, Masern, Röteln, Mumps, BCG) wird ein Mindestabstand von einem Monat empfohlen unter der Voraussetzung, daß die Impfreaktion abgeklungen ist und Komplikationen nicht aufgetreten sind.

2. Bei Schutzimpfungen mit *inaktivierten Krankheitserregern,* ihren *Spaltprodukten* (Cholera, Typhus-Paratyphus, Pertussis, Influenza, Polio parenteral,

Tabelle 15. Impfplan-Hinweise: Gegen Diphtherie, Pertussis und Tetanus kann mit einem Dreifachimpfstoff (DPT) geimpft werden, mit der ersten und dritten DPT-Impfung kann die Poliomyelitisschluckimpfung kombiniert werden. Die Rötelnschutzimpfung sollte für Mädchen vor Eintritt der Geschlechtsreife erfolgen.

Lebens-jahr	Impfungen gegen						
	Diphtherie	Pertussis	Tetanus	Masern	Pocken	Poliomyelitis	Röteln
1.	ab 3. Monat x x x 4 4 Wochen Wochen	ab 3. Monat x x x 4 4 Wochen Wochen	ab 3. Monat x x x 4 4 Wochen Wochen	Ende des 1. Lebensjahres x		x x	
2.	x	x	x				
3.					x	x	
4.							
5.							
6.	x		x				
7.							
8.							
9.							
10.						x	
11.							
12.					x		
13.							x

Masernspaltimpfstoff) oder mit *Toxoiden* (Diphtherie, Tetanus) sind Zeitabstände untereinander und zu anderen Impfungen nicht erforderlich.
3. Eine *gleichzeitige Verabfolgung* von Impfstoff aus vermehrungsfähigen und Impfstoff aus inaktivierten Krankheitserregern der gleichen Art soll bei *Erstimpfungen* vermieden werden.
Eine Pockenschutzimpfung soll mindestens einen Monat vor oder nach einer anderen Schutzimpfung durchgeführt werden.
(Über Impfstoffe informiert der Behring-Codex (4))

Dokumentation von Impfungen

Die Dokumentation von Schutzimpfungen ist nach § 16 des Bundesseuchengesetzes geregelt.
Danach ist jede Verabreichung von Sera und Impfstoffen zu bescheinigen.
Es empfiehlt sich die Verwendung des Internationalen Impfbuches, herausgegeben vom Deutschen Grünen Kreuz in Abstimmung mit der Weltgesundheitsorganisation[1].
Diese Drucksache entspricht sowohl den nationalen als auch den internationalen Impfvorschriften.
Es liegt im Interesse von Arzt und Impfling, alle Impfungen in nur eine Bescheinigung einzutragen.

Kontraindikationen für Impfungen

Ausklingende oder eben überstandene Infekte der oberen Luftwege	Impfungen erst vier Wochen nach Abklingen der Erkrankung
Rekonvaleszenz nach Infektionskrankheiten	Impfungen erst acht Wochen nach Abklingen der Erkrankung
Zerebralschäden	Keine Pocken – Erst- oder Wiederholungsimpfung
Diabetes mellitus	Wenn der Diabetes nicht eingestellt ist, darf nicht geimpft werden. Bei bestehender Indikation und eingestelltem Diabetes *vor* der Impfung Gammaglobulin oder Vakzine-Antigen verabreichen.
eitrige Hautausschläge	bis 4 Wochen nach Abheilung keine Impfungen durchführen
Rachitis	Keine Impfungen durchführen

---
[1] Verlag H. Hoffmann, 1 Berlin 38, Bergengruenstraße 26b.

Tonsillektomie	Vierzehn Tage vor und vierzehn Tage nach der Tonsillektomie keine Impfungen durchführen.
Schwangerschaft	Keine Impfungen mit Lebendimpfstoffen durchführen. Bei bestehender Indikation könnte mit Totimpfstoffen geimpft werden, solche Impfungen aber auch nicht im 1. bis 3. Schwangerschaftsmonat ausführen.
Cortisonbehandlung	Keine Impfungen vornehmen
höheres Lebensalter	Ab dem 6. Lebensjahrzehnt möglichst keine Impfungen mehr vornehmen. Bei bestehender Indikation nur impfen unter dem Schutz von Pocken-Immunglobulin oder Vorgeben von Vakzine-Antigen
während Polioepidemien	Nur Polio-oral-Impfung

Literatur

1. Bösel, B.: Praktikum des Infektionsschutzes. Berlin: H. Hoffmann 1971
2. Bock, E., Nitsch, K.: Impfplan für Kinder. Der prakt. Arzt **10**, 1334 (1973)
3. Hartung, K.: Praktikum der Schutzimpfungen. Marburg: Dtsch. Grünes Kreuz 1966
4. Behringwerke: Behring-Codex. Marburg, 1973

Wolfgang Segerer

Der Gastarbeiter als Patient

Der Gastarbeiter – die Behörden sprechen vom „ausländischen Arbeitnehmer" – kommt aus südlichen, meist nur gering industrialisierten Ländern, um in der Bundesrepublik zu arbeiten.
Der Zustrom fremder Arbeitskräfte begann Ende der fünfziger Jahre und steigerte sich von Jahr zu Jahr. Es wurden erreicht: 1965 die Ein-Millionen-Grenze, 1971 die Zwei-Millionen-Grenze (Abb. 29).

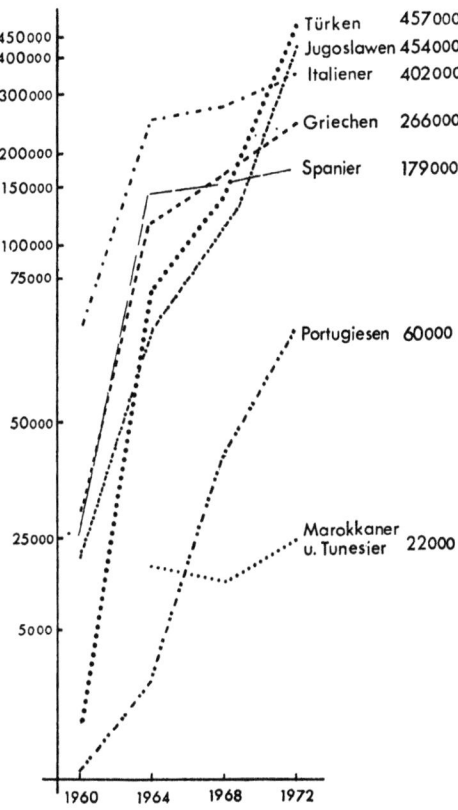

Abb. 29. Zahl der Gastarbeiter in der Bundesrepublik Deutschland und ihre Zunahme zwischen 1960 bis 1972 (die Zahlen auf der Ordinate der Abbildung sind logarithmische Zahlen)

Berücksichtigt man, daß mehr als ein Drittel der ausländischen Arbeitnehmer mit Familie in der Bundesrepublik leben – 1972 wurden ca. 850 000 Kinder gezählt – so ergibt sich eine Bevölkerungsgruppe von über drei Millionen. Wird noch die inhomogene Verteilung der Gastarbeiter auf die verschiedenen Bundesländer und innerhalb von diesen die Ballung in den Industriezentren in Rechnung gestellt, so ist es verständlich, daß das Patientengut eines Allgemeinarztes zu 10% und mehr aus Ausländern bestehen kann. Mag es beim gelegentlich anzutreffenden kranken Touristen noch angehen, daß sich der behandelnde Arzt mit einer gewissen Improvisation zu helfen versucht, so ist das bei den täglich auftauchenden medizinischen Problemen des Gastarbeiters nicht möglich. Hier ist ein eingehendes „Sichvertrautmachen" notwendig.

Dem Ausländer, der in der Bundesrepublik Deutschland arbeiten möchte, stehen zwei Wege der Anwerbung offen.

Der erste führt über Auslandsdienststellen der Bundesanstalt für Arbeit – sogenannte „Deutsche Kommissionen" bzw. „Deutsche Verbindungsstellen" oder „Deutsche Auswahlgruppe" – die im Rahmen bilateraler Regierungsvereinbarungen in Italien, Griechenland, Spanien, der Türkei, Portugal, Jugoslawien, Tunesien und Marokko tätig sind. Deutsche Ärzte überprüfen im Herkunftsland die von einheimischen Kollegen meist schon voruntersuchten Bewerber, ob sie

1. die gesundheitlichen Voraussetzungen für die vorgesehene Tätigkeit mitbringen;
2. frei sind von ansteckenden Krankheiten und chronischen Leiden.

Neben einer Allgemeinuntersuchung werden eine Röntgenaufnahme des Thorax, eine Urinkontrolle auf Eiweiß und Zucker, eine Untersuchung des Harnsediments, eine Blutsenkungsreaktion sowie eine Kardiolipin-Mikroflockungsreaktion durchgeführt. Ausgeschlossen von einer Vermittlung sind Bewerber mit

1. Krankheiten und Gesundheitsstörungen, die das Zusammenleben mit anderen Personen erheblich beeinträchtigen;
2. Krankheiten und Gesundheitsstörungen, die eine laufende ärztliche Behandlung erfordern;
3. Lungentuberkulose aller Formen, auch wenn sie anscheinend ausgeheilt ist;
4. anderen übertragbaren Krankheiten, insbesondere Geschlechtskrankheiten;
5. Krankheiten des Verdauungssystems, die sich durch Umstellung der Ernährungsweise verschlimmern können;
6. Krankheiten und Leiden, die durch die klimatische Umstellung zu erheblichen gesundheitlichen Beeinträchtigungen führen können;
7. Krankheiten und Schäden des Herz- und Kreislaufsystems und des übrigen internen Bereichs, die die Leistungsfähigkeit einschränken;
8. die Leistungsfähigkeit einschränkenden Störungen des Seh- und Hörvermögens.

9. Bei Frauen ist eine Schwangerschaft in jedem Fall ein Ablehnungsgrund.

Gut zwei Drittel der Neuzugänge aus Griechenland, Spanien, der Türkei, Portugal, Jugoslawien und Tunesien wurden 1970 und 1971 nach diesen Kriterien ausgewählt. Ungefähr jeder zehnte Bewerber mußte wegen gesundheitlicher Mängel von einer Vermittlung ausgeschlossen werden, wobei die Ablehnungsquote in den einzelnen Ländern große Differenzen aufweist (Tab. 16).

Tabelle 16. Ablehnungsquoten nach Ländern für Einreiseanträge in die BRD zwecks Arbeitsaufnahme 1970 und 1971

	1970	1971
Portugal	2,2%	3,9%
Griechenland	4,7%	5,1%
Spanien	13,7%	10,6%
Jugoslawien	12,9%	16,4%
Türkei	11,1%	19,9%

Die Ablehnungsgründe sind der Tab. 17 zu entnehmen.

Tabelle 17. Gesundheitliche Ablehnungsgründe für Einreiseanträge von Gastarbeitern in die BRD in den Jahren 1970 und 1971

	1970	1971
Röntgenologisch nachgewiesene Lungenveränderungen	43,2%	41,1%
Pathologische Laborbefunde	12,5%	20,6%
Schäden der Sinnesorgane	13,9%	11,1%
Störungen des Herz- und Kreislaufsystems	8,7%	8,3%
Schäden am Stütz- und Bewegungsapparat	5,7%	5,1%
Schäden der Bauch- und Geschlechtsorgane	5,0%	3,9%
Schwächlicher Allgemeinzustand	3,7%	2,9%
Sonstige Krankheiten	7,3%	7,0%

Angehörige von Mitgliedstaaten der Europäischen Gemeinschaft bedürfen keiner Arbeitserlaubnis für eine Beschäftigung in der Bundesrepublik. Diese EWG-Freizügigkeit nehmen italienische Gastarbeiter in hohem Maß in Anspruch. Die „Deutsche Kommission" in Italien vermittelte daher 1971 nur noch 2,5% der neu in die Bundesrepublik eingereisten italienischen Arbeitnehmer.

Gastarbeiter, die nicht von den Auslandsdienststellen der Bundesanstalt für Arbeit angeworben wurden und wegen Arbeitsaufnahme in die Bundesrepublik mit einem Visum einreisen, müssen sich in der Bundesrepublik Deutschland ärztlich untersuchen lassen. Durch diese Untersuchung sollen ansteckende

Krankheiten ausgeschlossen werden; arbeitsmedizinische Erwägungen bleiben außer Acht.
Zumindest für die Dauer ihrer Tätigkeit in der Bundesrepublik sind
die Gastarbeiter sozialversicherungsrechtlich dem deutschen Arbeitnehmer gleichgestellt.

Unfallrenten sowie Altersruhegeld werden ausländischen Arbeitnehmern, die in ihre Heimat zurückgekehrt sind, bezahlt, sofern diese Länder der EWG oder den sogenannten Vertragsstaaten angehören (zu den letztgenannten zählen alle Staaten, in denen „Deutsche Kommissionen" anwerbend tätig sind). Auch die Angehörigen von Gastarbeitern, die in ihrer Heimat verblieben sind, haben Anspruch auf Krankenschutz.

Es wurden Befürchtungen laut, daß der Versicherungsschutz vom ausländischen Arbeitnehmer über die Gebühr ausgenutzt werden könnte. Die seit Jahren ermittelten Krankenstandsquoten bieten dafür keinen Hinweis (Abb. 30). Die

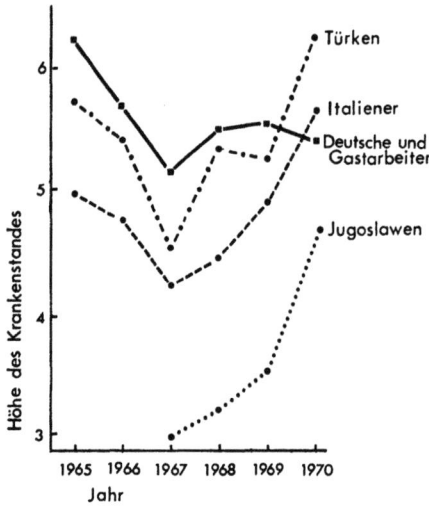

Abb. 30. Die Höhe des Krankenstandes unter den Gastarbeitern in der BRD von 1965 bis 1970

Zahl der Krankmeldungen pro Hundert Versicherte lag bei den Ausländern lange Zeit sogar um ungefähr ein Prozent niedriger als bei den In- und Ausländern insgesamt. Dies ist sehr wahrscheinlich durch die, im Vergleich mit den einheimischen Arbeitnehmern wesentlich günstigere Altersstruktur der Gastarbeiter zu klären (Tab. 18).

Zwischen den einzelnen Nationalitäten lassen sich konstante Unterschiede nachweisen; so haben die Jugoslawen den niedrigsten Krankenstand, die Türken den höchsten.

Tabelle 18. Anteil der einheimischen und der ausländischen Arbeitnehmer in der BRD mit einem Alter unter 45 Jahren

	einheimische Arbeitnehmer	ausländische Arbeitnehmer
männlich	69%	87%
weiblich	54%	91%

Die Jahre 1970 und 1971 bieten insofern ein abweichendes Bild, als sich die Zahl der Krankmeldungen bei den Gastarbeitern der der Versicherten insgesamt angeglichen hat. Die Ursache dieser Entwicklung kann in zwei Faktoren gesehen werden: Zum Ersten hat sich der Zustrom türkischer Arbeiter, deren Krankenstandsquote – wie schon erwähnt – relativ hoch ist, erheblich verstärkt. Zum Zweiten, und das ist von ungleich größerer Bedeutung, führte das enorme Anwachsen der Gastarbeiterzahl zwangsläufig zu einer Erhöhung des Anteils der Neuzugänge (1970 waren es 714 000, 1971 750 000). Untersuchungen haben gezeigt, daß in den ersten drei Monaten nach Arbeitsaufnahme die „Abwesenheitsquoten" bei ausländischen Arbeitern viermal höher liegen, als bei den einheimischen Arbeitnehmern. Die größeren „Anpassungsschwierigkeiten" schlagen sich in den Zahlen nieder.

Die besonderen medizinischen Probleme des Gastarbeiters sind bestimmt durch die Länder aus denen er anreist: Er kommt aus südlichen Ländern, in denen aufgrund der dort herrschenden klimatischen und hygienischen Bedingungen Krankheiten vorkommen, die in Deutschland nicht oder kaum mehr anzutreffen sind (Tab. 19).

Tabelle 19. Erkrankungen, die in Deutschland nicht oder kaum mehr vorkommen, mit denen jedoch bei Gastarbeitern zu rechnen ist

Trachom	Lambliasis
Salmonellose	Balanthidiasis
Shigellose	Amoebiasis
Brucellose	Leishmaniose
Lepra	Malaria

Helminthiasis
  Nematoden- und Cestodeninfektionen
    Trichuriasis (Trichuris trichiura)
    Ascarisinfektion (Ascaris lumbricoides)
    Oxyuriasis (Enterobius vermicularis)
    Ankylostomiasis (Ankylostoma duodenale, Necator americans)
    Trichostrongylusinfektion (Trichostrongylus orientalis)
    Strongyloidesinfektion (Strongyloides stercoralis)
    Taeniainfektion (Taenia saginata)
    Infektion mit Hymenolepis nana
  Trematodeninfektion
    Urogenital-Bilharziose (Schistosoma haematobium)
    Fasciolainfektion (Fasciola hepatica)

Die in Tab. 19 genannten Infektionskrankheiten könnten den Eindruck erwecken, daß mit dem Ausländerstrom eine Seuchengefahr heraufbeschworen wird. Dem widersprechen die bisherigen Erfahrungen: Weder in der Schweiz noch in Deutschland wurden Gastarbeiter als Infektionsquelle einer auch nur kleinen Epidemie ermittelt. Gefährdet sind im wesentlichen nur die Erkrankten selbst, da die einheimischen Ärzte nicht gewöhnt sind, die genannten Diagnosen in Erwägung zu ziehen.

So gehört bei diesem Patientengut in die Differentialdiagnose:

der chronischen Konjunktivitis	das Trachom
septischer Krankheitsbilder	die Salmonellose
der chronischen Rhinitis (evtl. mit rezidivierendem Nasenbluten, Ulzerationen der Nasenschleimhaut, Hauterscheinungen)	die Lepra
unbestimmter Bauchschmerzen (Durchfälle, Völlegefühl)	die Amoebiasis (Komplikationen: Leberabszeß)
der Haematurie	die Blasenbilharziose

Es ist zu wenig bekannt, daß ein beträchtlicher Anteil der in der Bundesrepublik beschäftigten Gastarbeiter aus Ländern kommt, in denen mehr oder weniger große Lepraherde vorhanden sind. Das gilt für Spanien, Portugal, Sizilien, Sardinien, die Türkei, Griechenland und Nordafrika. Die außerordentlich lange Inkubationszeit dieser Infektionskrankheit – in der Regel werden drei Jahre als Minimum angesehen – macht es möglich, daß ein Patient sowohl zum Zeitpunkt der Einreise, wie auch über Jahre im Gastland völlig symptomfrei ist. Uncharakteristische Fieberzustände bei Neuankömmlingen aus der Türkei, Marokko, Tunesien und Pakistan müssen schließlich an eine Malaria tropica denken lassen.

Wurden die bisher erwähnten Krankheiten in der Bundesrepublik nur vereinzelt beobachtet, so ist die intestinale Helminthiasis ein außerordentlich weit verbreitetes Übel (Tab. 20).

Tabelle 20. Wurmbefall ausländischer Arbeitnehmer in der BRD
Häufigkeit, bezogen auf die Zahl untersuchter Arbeiter. Bei mituntersuchten deutschen Arbeitern konnte kein Wurmbefall nachgewiesen werden.

	Wurmträger überhaupt	befallen mit			
		Trichuris	Ascaris	Taenia	Ankylostoma
Türken	50–60%	35–47%	20–29 %	1,5–7,0%	3,5–8,0%
Italiener	8–33%	4–30%	0,8–1,4%	0–1,2%	0,8–2,7%
Jugoslawen	32,7%	18,2%	3,6%	—	—
Spanier	22,2%	17,3%	1,6%	—	0,8%
Griechen	23,5%	17,9%	2,0%	0,3%	0,6%

Vereinfachend läßt sich somit sagen, daß *jeder 2. bis 4. Gastarbeiter ein Wurmträger ist.* Angesichts der beschriebenen Befunde ist es erstaunlich, daß vielfach in der Literatur als Ursache der gastrointestinalen Beschwerden, die den Gastarbeiter am häufigsten veranlassen einen Arzt aufzusuchen, lediglich die Nahrungsumstellung und psychosomatische Störungen angeführt werden. Die Erklärung dafür läßt sich möglicherweise den Unterlagen einer Krankenkasse entnehmen, die vom März bis September 1967 200 Koreaner versicherte: Es fand sich nicht eine einzige Rechnung über Stuhluntersuchungen.

Allgemeine Abgeschlagenheit, Brechreiz, Schmerzen im Abdomen, Flatulenz, Wechsel zwischen Obstipation und Diarrhoe, Anaemie und allergische Erscheinungen sollten zu einer helminthologischen Untersuchung veranlassen, wobei Anreicherungsverfahren und gegebenenfalls mehrere Kontrollen notwendig sind. Mit der Bestimmung der Eosinophilenzahl und einer Untersuchung des Stuhls auf Blut wird die Diagnostik vervollständigt.

Neben den Infektionskrankheiten sei auch eine Haemoglobinopathie erwähnt, die in ihrer leichten Form im Mittelmeerraum sehr häufig anzutreffen ist, die Thalassaemia minor. Diese meist milde, hypochrome Anaemie mit normalem Serumeisenspiegel spricht nicht auf eine Eisensubstitution an.

Die mangelhafte Anpassung an die Lebensbedingungen, die der Gastarbeiter vorfindet, schafft die Voraussetzung für eine zweite Gruppe von Erkrankungen, die Adaptationsschwierigkeiten. Will man sie analysieren, so muß man sich darüber im klaren sein, daß die Gastarbeiter keine Einheit darstellen, daß sie sich vielmehr aus Angehörigen vieler Nationen zusammensetzen, die sich nicht nur in ihrer geographischen Herkunft, sondern auch in ihrer geschichtlichen Entwicklung, in ihrer Religion, Kultur und sozialen Struktur – kurz in ihrer Geistesart wesentlich unterscheiden. (Eine Kölner Studie konnte eindrucksvoll die differenten Probleme der einzelnen Ausländergruppen demonstrieren: „Leben als Gastarbeiter – Geglückte und mißglückte Integration." Herausgeber: Karl Bingemer, Edeltraud Meistermann-Seeger, Edgar Neubert. Köln-Opladen: Westdeutscher Verlag 1970.)

Es wird deutlich, daß die türkischen Arbeiter im Vergleich zu anderen Gruppen die ungünstigsten Voraussetzungen für eine Integration mit sich bringen. Unabhängig von der Volkszugehörigkeit, kommen die meisten ausländischen Arbeitnehmer aus armen, ländlichen, in der industriellen Entwicklung um Jahrhunderte nachhinkenden Gebieten. Sie treffen auf ein hochtechnisiertes, von Lärm und Hast erfülltes Land, mit einer auf Leistung und Konsum ausgerichteten Gesellschaft. War der Gastarbeiter in seiner Heimat in die Vielfalt menschlicher Beziehungen einer Familien- und Dorfgemeinschaft eingebettet, so muß er sich hier mit der Anonymität der Städte, mit der Gleichgültigkeit oder Geringschätzung der einheimischen Bevölkerung abfinden. Der fremden Sprache nicht mächtig, ist er wenigstens anfangs diesem Milieuwechsel stumm und taub ausgesetzt. Der Wunsch, den Aufenthalt in der Fremde möglichst effektiv zu gestalten, verleitet ihn, überlange Arbeitszeiten anzunehmen und

sich mit einem niedrigen Lebensstandard, bei dem oft sogar die Nahrung unzureichend ist, zu begnügen.
In dieser Situation, der körperliches Wohlbefinden und menschliche Bestätigung mangelt, wächst die Sehnsucht nach der Heimat. Mag die Masse der Gastarbeiter damit fertigwerden, dem einen oder anderen wird dies zur Noxe. Von der Tuberkulose ist seit langem bekannt, daß sie bei größeren Bevölkerungsverschiebungen eine ansteigende Tendenz zeigen kann. In Stuttgart, der Stadt, mit der lange Zeit höchsten Gastarbeiterzahl, ermittelte man 1964 diesbezügliche Zahlen (Tab. 21).

Tabelle 21. Neuerkrankungen an aktiver Tuberkulose 1970 in der BRD bei Einheimischen und Ausländern auf je 100000 der Bevölkerung

	Männer	Frauen
Deutsche	78,8	43,9
Ausländer	153,4	239,8

In 75% der Fälle war das Intervall zwischen Einreise und Beginn der Erkrankung ein Jahr und länger. Es ist daher der Schluß erlaubt, daß die aktive Tuberkulose (Erstinfektion oder Aktivierung eines alten Prozesses) meist erst in der Bundesrepublik erworben wird. Die Gefahr einer Einschleppung ist aufgrund der besprochenen Voruntersuchungen gering. Kann zwar die Situation insgesamt als nicht besorgniserregend angesehen werden, so müssen die Gastarbeiter doch bezüglich der Tuberkulose als Risikogruppe gelten. Es ergeben sich daraus drei praktische Konsequenzen:
Schon leichte Allgemeinsymptome müssen an diese Infektionskrankheit denken lassen.
Alle tuberkulin-negativen Gastarbeiter und deren Angehörige sollten möglichst bald nach der Einreise durch eine BCG-Impfung geschützt werden. Dazu ist die routinemäßige Durchführung einer Tuberkulinprobe notwendig, wobei sich als einfach anwendbare Intrakutanteste der Tubergen- und Tuberkulin-Tine-Test anbieten.
In jährlichen Abständen ist eine Röntgenaufnahme des Thorax anzufertigen. Darauf ist in den ersten zwei Jahren besonders Wert zu legen, manifestieren sich doch in diesem Zeitraum mehr als die Hälfte aller Tuberkuloseerkrankungen.
Die Häufung von Ulcus duodeni et ventriculi bei Gastarbeitern nimmt in Anbetracht der geschilderten Lebensbedingungen nicht Wunder. Daß der Milieuwechsel eindeutig als auslösender Faktor zu betrachten ist, beweist eine Basler Studie, in der der Zeitpunkt der ersten Beschwerden und der Einreisetermin erfaßt wurden. Meist fiel die Änderung der Lebensweise mit dem Beginn der Ulcuskrankheit zusammen. Erschwerend kommt hinzu, daß sie bei Gast-

arbeitern häufiger als sonst mit ernsten Komplikationen, mit Perforation und Blutung einhergeht, wobei diese Ereignisse nicht selten erster Hinweis auf das Vorhandensein eines Geschwüres sind. Besondere Probleme bietet auch die Therapie, insbesondere – von den akuten Notfällen abgesehen – die Frage nach der Indikation zum chirurgischen Eingriff. Da es sich gewöhnlich um frische Ulcera bei jungen Menschen handelt, die krankmachenden Lebensbedingungen jedoch auch nach der Operation fortbestehen, sind die Ergebnisse meist wenig befriedigend. Versagt auch die medikamentös-diätetische Behandlung, so ist in dem ärztlichen Rat, der Patient möge in seine Heimat zurückkehren, die einzige, wirklich erfolgversprechende Therapie zu sehen.

Nicht selten werden schwere körperliche und seelische Erkrankungen als „funktionelle Beschwerden" fehlgedeutet. Die differenzierte Anamnese, gezielte Fragen nach Charakter, Dauer, Auslösungsmodus, Häufigkeit, Lokalisation und Ausstrahlung eines Schmerzes geben in der Praxis meist den klarsten Hinweis auf die funktionelle Genese einer Beschwerde. Wegen der Verständigungsschwierigkeiten steht diese wichtige diagnostische Hilfe beim Ausländer nicht zur Verfügung. Sprachführer und selbst Dolmetscher geben im allgemeinen jene feine Skala von Selbstwahrnehmungen, deren Erfassung hier notwendig wäre, nicht wieder. Die ungewohnte, oft theatralische Art des Gastarbeiters, seine vielfach übertrieben wirkende Mimik und Gestik beschwören außerdem die Gefahr herauf, daß er nicht nur nicht verstanden, sondern auch mißverstanden wird, daß er in Verdacht gerät, er aggraviere und simuliere. Damit die einheimischen Ärzte ihren ausländischen Patienten gerecht werden können, ist es notwendig, daß häufiger als beim deutschen Kranken die objektiven Befunde des klinisch-chemischen, hämatologischen und bakteriologischen Labors, der Röntgen- und EKG-Untersuchung eingeholt werden.

Selbst mit einer breit gestreuten Diagnostik läßt sich zuweilen bei Gastarbeitern, die wegen eines vielfältigen und diffusen Beschwerdebildes oft schon von Arzt zu Arzt gezogen waren, kein pathologischer Befund erheben. Bei ihnen verbirgt sich hinter den auf den Körper bezogenen Klagen eine psychische Erkrankung, die *hypochondrische Entwurzelungsdepression.* Anders als bei der klassischen Depression stehen die Antriebshemmung und das traurige Verstimmtsein nicht im Vordergrund. Hat sich dieser Zustand, der meist von einer banalen Erkrankung oder einem leichten Unfall eingeleitet wird, erst über mehrere Wochen eingefahren, so ist auch durch eine intensive psychiatrische Behandlung der Patient häufig nicht mehr aus der Depression zu führen. Nur die Rückkehr in die Heimat bietet eine Heilungschance. Dieser psychischen Fehlentwicklung ist daher am Beginn einer jeden, noch so harmlosen Erkrankung vorzubeugen. Der Patient ist mit einfachen Worten über die Art seiner Gesundheitsstörung aufzuklären; er muß das Gefühl vermittelt bekommen, daß ihm sicher geholfen wird.

Über die Häufigkeit von Alkoholismus und venerischen Erkrankungen beim Gastarbeiter existiert kein einwandfreies statistisches Material. Die Beobachtungen von Klinikern und Werksärzten stimmen jedoch darin überein, daß der Alkoholismus beim ausländischen Arbeiter nicht ins Gewicht fällt und daß die Häufigkeit der Geschlechtskrankheiten nicht größer ist als bei der einheimischen Bevölkerung.

Die Voraussetzungen, die der Gastarbeiter mitbringt, seine oft mangelhafte Schulbildung, die Unerfahrenheit im Umgang mit Maschinen, sein Stolz, der ihn hemmt, Unklarheiten durch Fragen zu beseitigen und der häufige Wechsel des Arbeitsplatzes schlagen sich in einer erschreckenden Deutlichkeit in der Statistik der Arbeitsunfälle nieder. Wurden 1969 auf je 1000 deutsche Versicherte 88 Unfälle gemeldet, so waren es bei den Ausländern mit 222 um 150% mehr. Wie beim Krankenstand lassen sich auch hier konstante Nationalitätsunterschiede nachweisen, wobei die Türken wieder das ungünstigste Ergebnis zeigen.

In den Arbeitsprozeß konnte der Gastarbeiter eingegliedert werden – wäre es anders, es gäbe ihn längst nicht mehr. Unüberbrückt jedoch ist seit nunmehr fast zwei Jahrzehnten die tiefe soziale Kluft zwischen einheimischer Bevölkerung und ausländischem Arbeiter. Welche Einstellung ist angesichts dieser Tatsache vom Arzt zu erwarten?

Wo immer die Möglichkeit einer Einflußnahme besteht, sollte er darauf hinwirken, daß sich der Ausländer frühzeitig entscheidet, ob er als *Gastarbeiter* oder *Einwanderer* hier ist. Letzterer hat sein Herkunftsland hinter sich gelassen und kommt mit den Angehörigen in die Bundesrepublik. Nach dem Erlernen der Sprache und dem Aufbau einer Existenz gelingt ihm meist rasch die Integration.

In einer völlig anderen Situation befinden sich die meisten ausländischen Arbeitnehmer, die eben als Gastarbeiter hier sind. Von ihnen ist – um es überspitzt auszudrücken – nur die Arbeitskraft ausgewandert. Alle sonstigen, das Leben erst lebenswert machenden Neigungen bleiben in der Heimat zurück. Das Dasein in der Bundesrepublik wird als ein aus wirtschaftlichen Überlegungen eingegangenes Provisorium betrachtet. Bemühungen um eine gesellschaftliche Eingliederung können daher nur einen sehr begrenzten Erfolg haben. Das gilt auch für das Nachholen der Familie. Mag der Gastarbeiter dadurch menschlich ausgeglichener sein, in vielen Fällen bedeutet es ein Abwälzen der Probleme auf die Kinder. Eine unzureichende Wohnung, die Berufstätigkeit beider Elternteile und die Schwierigkeiten in der Schule schaffen keine günstigen Voraussetzungen für eine gesunde Entwicklung.

Ohne Illusion muß vom Gastarbeiter angenommen werden, daß er permanent in einem mehr oder weniger ausgeprägten Zustand der Desintegration lebt. Da die daraus resultierende Frustration auf die Dauer niemand ertragen kann, ohne sich selbst und seiner Umwelt zu schaden, sollte der Aufenthalt in Deutschland bewußt auf einige Jahre beschränkt werden.

Verordnung für:	Präparat:
Reçetenin yazıldığı sahıs:	ilaç:
Uputa za:	Preparat:
Prescrizione per:	Preparato:
Παραγγελία διά:	Παρασκεύασμα:
Receta para: _____	preparado: _____

Tabletten tablet Tablete compresse Ταμπλέττες comprimidos	**Kautabletten** çiğnenecek tablet Tablete za zvakanje compresse da masticare Ταμπλέττες γιά μάσημα tabletas masticables	**Brausetabletten** eritilecek tablet U vodi topljive tablete compresse effervescenti Ταμπλέττες διαλυόμενες σέ νερό tabletas efervescentes	◐ 1/4 ◑ 1/2 ● 1/1	**Dragees** hap Drazeje confetti Ντραζέ (ζαχαρόπηκτα) grageas

Kapseln kapsül Kapsule capsule Κάψουλες cápsulas	**Tropfen** damla Kapljice gocce Σταγόνες gotas	**Saft** şurup Sirup sciroppo Σιρόπι jarabe	**Beutel** torbacık Vrecica bustina Σακκούλα bolsa	**Spray** sprey Sprej spray Σπρέι pulverizador	**Creme** krem Krema crema Κρέμα crema	**Salbe** merhem Mast za utrljati pomata Ἀλοιφή pomada	**Lotio** losyon Losion lozione Λοσιόν loción

Zäpfchen fitil Ćepić suppositorie Ὑπόθετον supositorio	**mal täglich** günde .... kere puta na dan volte al giorno φορά (ἐς) ἡμερησίως veces al día	**morgens** sabahları Ujutro al mattino Τό πρωί por la mañana	**mittags** öğleleri Upodne a mezzogiorno Τό μεσημέρι al mediodía	**abends** akşamları Na večer alla sera Τό ἀπόγευμα por la tarde

bei Bedarf gerekirse Pri upotrebi se necessario Ἐάν χρειασθῇ en caso necesario	**Tage / Wochen lang** gün/hafta müddetle dana / tjedana giorni / per settimane ἡμέρες/ἑβδομάδες durante dias / semanas	**bis zur Wiedervorstellung** tekrar gelene kadar Do sljedećeg pregleda fino alla prossima visita Μέχρι τήν ἐπομένην ἐπίσκεψιν hasta la visita próxima	**ohne/mit Flüssigkeit einnehmen** susuz alınız / su ile alınız Uzeti bez / sa vodom ingerire senza / con liquido Νά λαμβάνεται ἄνευ/μετά ὑγροῦ tomar sin / liquido con

	Teelöffel einnehmen çay kaşığı dolusu alınız Uzeti punu čajnu žličicu cucchiaini pieni Λαμβάνετε κουταλάκι τοῦ γλυκοῦ tomar cucharaditas llenas	**unzerkaut schlucken** çiğnemeden yutunuz Progutati bez zvakanja deglutire senza masticare Νά τό καταπίνετε ἀμάσητο tragar sin masticar	**lutschen** emilecek Sisati succhiare Νά τό γλείφετε desleir en la boca	**zerkauen** çiğnenecek Izgristi masticare Νά τό μασᾶτε masticar

in Wasser aufgelöst einnehmen suda eritilip içilecek Uzeti rastopljeno u vodi sciogliere in acqua Νά τό λαμβάνετε διαλυμένο σέ νερό tomar disuelto en agua	**vor dem Essen** yemekten önce Prije jela prima dei pasti Πρό τοῦ φαγητοῦ antes de las comidas	**während dem Essen** yemek esnasında Za vrijeme jela durante i pasti Κατά τήν διάρκειαν τοῦ φαγητοῦ durante las comidas	**nach dem Essen** yemekten sonra Poslije jela dopo i pasti Μετά τό φαγητό después de las comidas

Abb. 31a: Verordnungs-Dolmetscher (Vorderseite)

Sprachhelfer

1. Medizinischer Dolmetscher (Jack Adams Ray).
   Cesra-Arzneimittelfabrik, Baden-Baden.
2. Sprachführer für den Arzt.
   Febena GmbH, Köln.
3. Bestellzettel und Verordnungszettel für Patienten in Italienisch, Griechisch, Jugoslawisch und Türkisch. Friedrich und Kaufmann, Hannover, Postfach 1709.
4. Verordnungs- und Bestellzettel in Französisch, Griechisch, Italienisch, Spanisch und Türkisch.
   Schaper und Brümmer, Salzgitter.
5. Anweisungszettel bzw. Mahnzettel in Italienisch, Jugoslawisch, Türkisch, Spanisch.
   Nourpharm, München 60, Postfach 254.

.... Tropfen in jedes Nasenloch
her burun deliğine damla
Kapljica u svaku nosnicu
gocce in ciascuna narice
σταγόνες σέ κάθε ρουθοῦνι
gotas en cada fosa nasal

In jedes Nasenloch einsprühen
iki burun deliğine de püskürtünüz
Ustrcati u svaku nosnicu
spruzzare in ciascuna narice
Νά τό ἐμφυσᾶτε σέ κάθε ρουθοῦνι
pulverizar en las dos
fosas nasales

..... Tropfen in das erkrankte Auge
hasta göze .... damla
kapljica u bolesno oko
gocce nell'occhio malato
σταγόνες στό ἄρρωστο μάτι
gotas en el ojo enfermo

auf die erkrankte Haut
dünn auftragen
hasta deriye ince olarak sürünüz
Tanko nanijeti na bolesnu kozu
spalmare uno strato sottile
sulla pelle malata
Νά τό ἐπαλείφετε ἐλαφρῶς στό
ἄρρωστο δέρμα
aplicar en capa delgada
sobre la superficie de piel afectada

1 Zäpfchen in den After
einführen
1 fitil altian sürünüz
Unijeti jedan cepic u cmar
introdurre un suppositorio
nell'ano
1 ὑπόθετο νά τό θέτετε στόν πρωκτό
introducir un supositorio
en el recto

beim nächsten Mal bitte mitbringen:
bir dahaki gelisinizde sunları getiriniz:
Molim, slijedeci puta donijeti:
alla prossima visita portare
per favore:
Τήν ἐπομένη φορά νά φέρετε μαζί σας:
por favor, la próxima vez traiga:

Krankenschein
Krankenschein
Bolesnicki list
certificato di malattia
Χαρτί ἀσθενείας (κράνκενσάϊν)
volante del Seguro
de Enfermedad

Dolmetscher
tercüman
Prevodilac
intérprete
Διερμηνέα
interprete

Arztstempel

bitte wieder vorstellen
lütfen tekrar geliniz
Slijedeci pregled
ripresentarsi per favore
Παρακαλῶ νά ξανάλθετε
por favor, acuda de nuevo

Datum
tarih
Datum
data
Ἡμερομηνία
fecha
....

Uhrzeit
saat
Vrijeme
alle ore
Ὥρα
hora

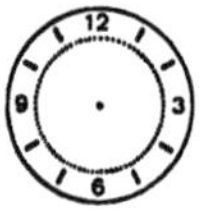

vorher nichts essen,
nichts trinken
önceden herhangi birşey yemek, içmek yok!
Prije ne jesti i ne piti
prima non mangiare, non bere
Νά μή φᾶτε προηγουμένως τίποτε,
νά μή πιῆτε τίποτε
no coma ni beba nada antes

Vorsicht! Das Präparat kann die Verkehrstüchtigkeit
einschränken!
Dikkat! Bu ilaç vasıta kullanmayı etkileyebilir!
Oprez! Preparati moze uzrokovati smanjenu sposobnost
za voznju
Attenzione! Questo preparato può
diminuire l'attitudine alla guida di autoveicoli!
Προσοχή! Τό παρασκεύασμα πιθανόν
νά περιορίζη τήν ἱκανότητα ὁδηγήσεως!
¡Cuidado! ¡El preparado puede limitar su capacidad
de conducir!

Achtung! Bitte nur die angezeichneten Felder beachten!
Lütfen sadece, isaretlenmis yerlere dikkat ediniz!
Paznja! Uzimati u obzir samo oznacena polja
Attenzione! Osservare solo quanto scritto nelle
caselle contrassegnate!
Προσοχή: Προσέξατε μόνον τά σημειωμένα πεδία!
¡Atención! ¡Tenga en cuenta solamente los
cuadros señalados!

1/1784/10/3032

Abb. 31b: Verordnungs-Dolmetscher (Rückseite)

6. Bestellzettel für Vorsorgeuntersuchungen in Türkisch, Italienisch, Griechisch, Jugoslawisch, Spanisch und Portugiesisch.
   Herausgeber: KV Hessen.
7. Fragezettel in Griechisch, Türkisch, Italienisch, Jugoslawisch, Portugiesisch und Spanisch.
   Herausgeber: Kassenärztliche Vereinigung Bayern.
8. Gynäkologische Fremdsprachenhilfe (Fragebogen) in Italienisch, Spanisch, Jugoslawisch, Türkisch und Griechisch.
   Nourpharma, München 60, Postfach 254.
9. Verordnungsblätter für das Einnehmen von Medikamenten und die Wiederbestellung in die Sprechstunde in Italienisch, Spanisch, Serbokroatisch, Griechisch und Türkisch.
   Arzneimittelfirma Hoechst.
10. Verordnungsdolmetscher für fremdsprachige Patienten (Deutsch, Türkisch, Serbokroatisch, Italienisch, Griechisch, Spanisch (Abb. 31 a–b).

Literatur

1. „Gesunde Lebensweise der ausländischen Arbeitnehmer in Deutschland"; „Arbeitssicherheit und Unfallverhütung". München: Aesopus Verlag GmbH in griechischer, italienischer, serbokroatischer, spanischer und türkischer Sprache geben dem Gastarbeiter Ratschläge für ein vernünftiges Verhalten im Privatleben und am Arbeitsplatz.

H. J. Florian

Die Berufskrankheitenverordnung

Seit 1925 umfaßt die gesetzliche Unfallversicherung auch die in einer besonderen Verordnung genannten *Berufskrankheiten*. Für die Bearbeitung von Berufskrankheiten sind die gleichen Versicherungsträger zuständig wie für die Arbeitsunfälle, insbesondere also die Berufsgenossenschaften.

§ 551 Abs. 1 RVO lautet:
„Als Arbeitsunfall gilt ... eine Berufskrankheit. Berufskrankheiten sind Krankheiten, welche die Bundesregierung durch Rechtsverordnung mit Zustimmung des Bundesrates bezeichnet und die ein Versicherter bei einer der in den §§ 539, 540, 543–545 RVO genannten Tätigkeiten erleidet."

In der z. Z. gültigen 7. *Berufskrankheitenverordnung (BKVO) vom 20. 6. 1968* ist vom Gesetzgeber in einer *Liste der Berufskrankheiten* festgelegt, *welche Erkrankungen* nach der medizinisch wissenschaftlichen Lehrmeinung Berufskrankheiten sind.

Über eine Generalklausel in § 551 Abs. 2 RVO in der Fassung des Unfallversicherungs-Neuregelungsgesetzes (1963) können auch Krankheiten, die nicht in der Berufskrankheitenliste aufgeführt sind, jedoch nach „neuen Erkenntnissen" mit der beruflichen Beschäftigung in ursächlichem Zusammenhang stehen, *wie* eine Berufskrankheit entschädigt werden. Voraussetzung ist, daß es sich um *neue* schädigende Stoffe, um die Anwendung neuer Verfahren oder um neue Erkrankungen (die zweifellos auf berufliche Beschäftigung zurückzuführen sind) handelt, die der Gesetzgeber berücksichtigt hätte, wären sie ihm bekannt gewesen.

Nach § 5 der Verordnung hat
ein Arzt, der den begründeten Verdacht hat, daß bei einem Versicherten eine Berufskrankheit besteht ..., diese unverzüglich *anzuzeigen* und dafür einen Vordruck zu verwenden.

Durch dieses eindeutige Reglement ist jeder Arzt *verpflichtet*, Erkrankungen auch auf einen *Zusammenhang mit der Berufsausübung* zu überprüfen und gegebenenfalls ein formales *Verfahren einzuleiten*.

Definition

Nicht jede Krankheit oder jeder Verschleiß, die durch eine berufliche Tätigkeit verursacht worden sind, können als entschädigungspflichtige Berufskrankheit anerkannt werden. Laut Rechtsverordnung sind nur „solche Krankheiten bezeichnet, die nach den Erkenntnissen der medizinischen Wissenschaft durch

besondere Einwirkungen verursacht sind, denen bestimmte Personengruppen durch ihre Arbeit in erheblich höherem Grad als die übrige Bevölkerung ausgesetzt sind ..."
Versicherungsrechtlich sind Berufskrankheiten nur diejenigen Erkrankungen, die ausdrücklich in der *Liste der Berufskrankheiten* nach der 7. BKVO bezeichnet sind.
Im Gegensatz zum Arbeitsunfall, der durch ein plötzliches, *kurz dauerndes* Einwirken längstens innerhalb einer Arbeitsschicht entsteht, versteht man unter einer *Berufskrankheit* in der Regel eine Erkrankung, welcher eine *länger dauernde* oder *wiederholte* schädliche Einwirkung des Berufes vorausgeht.
Der Grundsatz der zeitlichen Voraussetzung kann aber schon dort durchbrochen sein, wo die Berufskrankheit durch eine plötzliche Einwirkung verursacht worden ist, z. B. bei den beruflichen Infektionen (Ziffer 37, 38 und 44 der Liste), und bei den akuten Vergiftungen durch Listenstoffe.

Berufskrankheitenliste nach 7. BKVO

Lfd. Nr.	Krankheiten

A) Durch chemische Stoffe verursachte Krankheiten
1. Schleimhautveränderungen, Krebs oder andere Neubildungen der Harnwege durch aromatische Amine
2. Erkrankungen durch Arsen oder seine Verbindungen
3. Hornhautschädigungen des Auges durch Benzochinon
4. Erkrankungen durch Benzol oder seine Homologen
5. Erkrankungen durch Nitro- oder Aminoverbindungen des Benzols oder seiner Homologen oder deren Abkömmlinge
6. Erkrankungen durch Blei oder seine Verbindungen
7. Erkrankungen durch Chrom oder seine Verbindungen
8. Erkrankungen durch Fluor oder seine Verbindungen
9. Erkrankungen durch Halogenkohlenwasserstoffe oder halogenierte Alkyl-, Aryl- oder Alkylaryloxyde oder -sulfide
10. Erkrankungen durch Kadmium oder seine Verbindungen
11. Erkrankungen durch Kohlenoxyd
12. Erkrankungen durch Mangan oder seine Verbindungen
13. Erkrankungen durch Methanol (Methylalkohol)
14. Erkrankungen durch Phosphor oder seine Verbindungen
15. Erkrankungen durch Quecksilber oder seine Verbindungen
16. Erkrankungen durch Salpetersäureester
17. Erkrankungen der Zähne durch Säuren
18. Erkrankungen durch Schwefelkohlenstoff
19. Erkrankungen durch Schwefelwasserstoff
20. Erkrankungen durch Thallium oder seine Verbindungen
21. Erkrankungen durch Vanadium oder seine Verbindungen

Zu Nummern 2, 4–8, 10–21
Ausgenommen sind Hauterkrankungen. Diese gelten als Krankheiten im Sinne dieser Anlage nur insoweit, als sie Erscheinungen einer Allgemeinerkrankung sind, die durch Aufnahme der schädigenden Stoffe in den Körper verursacht werden oder gemäß Nr. 46 zu entschädigen sind.

Lfd. Nr.	Krankheiten

B) Durch physikalische Einwirkungen verursachte Krankheiten

22. Chronische Erkrankungen der Schleimbeutel durch ständigen Druck
23. Drucklähmungen der Nerven
24. Erkrankungen durch Arbeit in Druckluft
25. Erkrankungen durch Erschütterung bei Arbeit mit Preßluftwerkzeugen oder gleichartig wirkenden Werkzeugen oder Maschinen sowie bei der Arbeit an Anklopfmaschinen
26. Lärmschwerhörigkeit und Lärmtaubheit
27. Erkrankungen durch Röntgenstrahlen, durch die Strahlen radioaktiver Stoffe oder durch andere ionisierende Strahlen
28. Grauer Star durch Wärmestrahlung

C) Durch gemischte (chemisch-physikalische) Einwirkungen verursachte Krankheiten

29. Erkrankungen der tieferen Luftwege und der Lungen durch Aluminium oder seine Verbindungen
30. Asbeststaublungenerkrankung (Asbestose)
31. Asbeststaublungenerkrankung (Asbestose) in Verbindung mit Lungenkrebs
32. Erkrankungen durch Beryllium oder seine Verbindungen
33. Erkrankungen an Lungenfibrose durch Metallstäube bei der Herstellung oder Verarbeitung von Hartmetallen
34. Quarzstaublungenerkrankung (Silikose)
35. Quarzstaublungenerkrankung in Verbindung mit aktiver Lungentuberkulose (Siliko-Tuberkulose)
36. Erkrankungen der tieferen Luftwege und der Lungen durch Thomasmehl (Thomasphosphat)

D) Durch Infektionserreger oder Parasiten verursachte Krankheiten

37. Infektionskrankheiten, wenn der Versicherte im Gesundheitsdienst, in der Wohlfahrtspflege oder in einem Laboratorium tätig oder durch eine andere Tätigkeit der Infektionsgefahr in ähnlichem Maße besonders ausgesetzt war
38. Von Tieren auf Menschen übertragbare Krankheiten
39. Wurmkrankheit der Bergleute, verursacht durch Ankylostoma duodenale oder Anguillula intestinalis

E) Durch nicht einheitliche Einwirkungen verursachte Krankheiten

40. Augenzittern der Bergleute
41. Bronchialasthma, das zur Aufgabe der beruflichen Beschäftigung oder jeder Erwerbsarbeit gezwungen hat
42. Meniskusschäden nach mindestens dreijähriger regelmäßiger Tätigkeit unter Tage
43. Erkrankungen der Sehnenscheiden oder des Sehnengleitgewebes sowie der Sehnen- oder Muskelansätze, die zur Aufgabe der beruflichen Beschäftigung oder jeder Erwerbsarbeit gezwungen haben
44. Tropenkrankheiten, Fleckfieber, Skorbut
45. Abrißbrüche der Wirbelfortsätze

F) Hauterkrankungen

46. Schwere oder wiederholt rückfällige Hauterkrankungen, die zur Aufgabe der beruflichen Beschäftigung oder jeder Erwerbsarbeit gezwungen haben
47. Hautkrebs oder zur Krebsbildung neigende Hautveränderungen durch Ruß, Rohparaffin, Teer, Anthrazen, Pech oder ähnliche Stoffe

Versicherte Personen und Versicherungsfälle

Nach § 539 RVO sind versichert – „alle aufgrund eines Arbeits-, Dienst- oder Lehrverhältnisses Beschäftigten", ohne Rücksicht darauf, ob es sich um eine ständige oder vorübergehende Tätigkeit handelt, daneben aber auch andere Personengruppen, so z. B. Heimarbeiter, Zwischenmeister, Hausgewerbetreibende, die im Gesundheits- oder Veterinärwesen oder in der Wohlfahrtspflege Tätigen, Lebensretter, Blut- oder Gewebespender. Diese Personengruppen sind kraft Gesetzes gegen die Folgen von Arbeitsunfällen und Berufskrankheiten versichert. In der Landwirtschaft sind auch die Unternehmer, solange und soweit sie als solche Mitglieder einer landwirtschaftlichen Berufsgenossenschaft sind, und ihre mit ihnen in häuslicher Gemeinschaft lebenden Ehegatten kraft Gesetzes (§ 539 Abs. 1 Nr. 5 RVO) gegen Arbeitsunfall versichert. Ebenso sind Küstenfischer und Küstenschiffer als Unternehmer unter gewissen Voraussetzungen pflichtversichert (§ 539 Abs. 1 Nr. 6 RVO). Darüber hinaus können sich Unternehmer und ihre Ehegatten (mit Ausnahme von Haushaltsvorständen) freiwillig versichern.

Für die *Anerkennung* einer Erkrankung als Berufskrankheit ist ein doppelter ursächlicher Zusammenhang erforderlich: Die haftungsbegründende Kausalität, also der Zusammenhang zwischen der Tätigkeit und dem Unfall (hier der Krankheit) und die haftungsausfüllende Kausalität, also der Zusammenhang zwischen dem Unfall (hier der Krankheit) und den Krankheitserscheinungen. Ein *Beispiel* aus dem Gebiet der Arbeitsunfälle mag dies verdeutlichen:

Beim Gang zu einer Maschine kommt ein Versicherter durch umherliegendes Packmaterial zu Fall. Er stürzt aufs Knie. Der haftungsbegründende Kausalzusammenhang ist gegeben. Es handelt sich um eine versicherte Tätigkeit. Bei und infolge dieser versicherten Tätigkeit ist es zu einem Unfall gekommen. Der Versicherte klagt monatelang über Beschwerden im Knie. Es wird eine Operation vorgenommen und eine histologische Untersuchung durchgeführt. Sie ergibt, daß ein degenerativer Meniskusschaden besteht. Obwohl ein echtes Unfallereignis vorgelegen hat, ist der zweite Teil der Kausalkette (haftungsausfüllende Kausalität) nicht gegeben, denn das Ereignis hätte nur wenige Tage Arbeitsunfähigkeit zur Folge gehabt. Was noch Beschwerden machte und schließlich zur Operation führte, war das unfallunabhängige Meniskusleiden. Allenfalls könnte hier eine unfallbedingte Verschlimmerung eines schon bestehenden Leidens diskutiert werden.

Nicht anders ist die Beurteilung auch bei Berufskrankheiten.

Anzeigepflicht

Die Anzeige sichert dem Versicherten die Überprüfung etwaiger Entschädigungsansprüche seitens der für Leistungen zuständigen Stelle. Neben dieser versicherungsrechtlichen Seite hat jede Anzeige jedoch auch *präventive Bedeutung*. Nach dem Gesetz ist bereits „bei *begründetem Verdacht* auf eine BK unverzüglich Anzeige zu erheben.

Bestätigt der Verdacht eine entstehende (oder angehende oder sich verschlimmernde) Berufskrankheit, ist der Versicherungsträger verpflichtet, mit geeigneten Mitteln der Gefährdung entgegenzuwirken. Läßt sich die Gefahr nicht beseitigen, muß der Versicherte zur Aufgabe der gefährdenden Tätigkeit aufgefordert werden. Übergangsleistungen haben dem Versicherten wirtschaftlichen Ausgleich zu gewähren.

Der *anzeigende Arzt* muß sich bewußt sein, daß mit der Meldung ein aufwendiges Versicherungsverfahren eingeleitet wird und beim Erkrankten gegebenenfalls Begehren erweckt wird. In Zweifelsfällen ist deshalb eine Fühlungsnahme mit dem Betriebsarzt und dem staatlichen Gewerbearzt ratsam.

Die *Anzeige* hat in 3facher Ausfertigung auf einem grünen Formblatt „Ärztliche Anzeige über eine Berufskrankheit" zu erfolgen. Es ist erhältlich beim staatlichen Gewerbearzt oder bei der Firma L. Düringshofen, 1 Berlin 31 (Halensee).

Dabei ist bedeutsam:

Zur Vorgeschichte die stichwortartige Darstellung der Arbeitsmethoden bzw. der verwendeten Arbeitsstoffe, der subjektiven Beschwerden, gegebenenfalls im Zusammenhang mit früheren Erkrankungen. Besondere Beachtung verdienen Angaben des Erkrankten über wiederholtes Auftreten oder Verschlimmerung bei bestimmter Arbeitsexposition, gegebenenfalls Besserung oder Linderung bei Arbeitsunterbrechungen (zeitlicher Zusammenhang).

Eine Befundsicherung, z. B. durch gezielte Laboruntersuchung, Röntgenverfahren usw., ist zweckmäßig, jedoch soll im ausreichend begründeten Verdachtsfall die Durchführung komplizierter Untersuchungen die Meldung nicht verzögern. Für aufwendige Untersuchungsmethoden empfiehlt sich, das Einverständnis der Berufsgenossenschaften einzuholen.

Praktisches Beispiel für die Durchführung der Berufskrankheitenverordnung:

Patient X klagt über Hautveränderungen an den Innenseiten der Finger und des Handgelenkes. Die Berufsanamnese ergibt, daß er seit Jahren Umgang mit Schleifwasser, gelegentlich auch mit Ölen und Fetten hat. Der Arzt erstattet eine Anzeige. Wird der Patient krankgeschrieben, erhält auch der Unternehmer Kenntnis und erstellt seinerseits die Unternehmeranzeige. Der Versicherungsträger erhält dadurch von dem Fall Kenntnis und übermittelt die Unterlagen dem staatlichen Gewerbearzt, der sich dazu äußert.

Die Ermittlungen haben inzwischen ergeben, daß der Versicherte zwar an einer wiederholt rückfälligen Hauterkrankung leidet, jedoch ein Zwang zur Aufgabe der beruflichen Beschäftigung bisher nicht bestand. In diesem Fall käme es nicht zur Entschädigung, denn entschädigt werden nur schwere oder wiederholt rückfällige Hauterkrankungen, die zur Aufgabe der beruflichen Beschäftigung oder jeder Erwerbsarbeit gezwungen haben. In dem Modellfall ist eine der genannten Voraussetzungen nicht erfüllt.

Bemerkenswert ist in diesem Zusammenhang, daß ein Hilfsarbeiter grundsätzlich nicht entschädigt werden könnte, weil eine Aufgabe der *beruflichen* Beschäftigung bei ihm nicht stattfinden kann. Er wird lediglich einen Arbeits-

platzwechsel vollziehen und unter Umständen hierfür einen Ausgleich nach § 3 der 7. Berufskrankheitenverordnung erhalten[1].
Empfänger der Anzeige ist die zuständige Berufsgenossenschaft oder die für den Beschäftigungsort des Versicherten zuständige Stelle des medizinischen Arbeitsschutzes – der staatliche Gewerbearzt.
Die Anzeige wird derzeit mit 13,— DM vergütet.

Information

„*Merkblätter*" für jede Berufskrankheit orientieren über den derzeitigen Stand der wissenschaftlichen Erkenntnisse. Sie sind mit den Abschnitten über Vorkommen, Verhütung, Gefahrenquellen, Symptomatik, Diagnose, Differentialdiagnose und Hinweise für die ärztliche Beurteilung eine wichtige Informationsquelle. (Herausgeber: Bundesministerium für Arbeit und Sozialordnung, Bonn. Erhältlich: Verlag W. Kohlhammer, Stuttgart.)
„Die Berufskrankheiten nach der 7. BKVO", eine Zusammenstellung nach den vom Bundesministerium für Arbeit und Sozialordnung herausgegebenen Merkblättern. (Wagern-Zerlett, Verlag W. Kohlhammer, Stuttgart, 1968.)
Für den arbeitsmedizinisch tätigen Arzt, der Eignungs-, Überwachungs- oder nachgehende Untersuchungen bei Umgang mit Schadensstoffen oder bei gefährdender Tätigkeit durchführt: „Berufsgenossenschaftliche Grundsätze für arbeitsmedizinische Vorsorgeuntersuchungen" nach § 708 der RVO (1971). (Herausgeber: Hauptverband der gewerblichen Berufsgenossenschaften e. V., Bonn. Erhältlich: Verlag A. W. Gentner, Buchdienststraße, 7 Stuttgart 1, Postfach 688.)

Statistik

Bei den gewerblichen Berufsgenossenschaften sind rund 20 Millionen Arbeitnehmer versichert. 1970 wurden 22 823 Fälle, bei denen der Verdacht auf berufliche Entstehung einer Krankheit bestand, angezeigt. In 4494 Fällen kam es zur Entschädigung (86,3% Männer, 13,7% Frauen).

---

[1] Anders wäre der Fall dann zu beurteilen, wenn der Hilfsarbeiter zur Aufgabe jeder Erwerbsarbeit (2. Alternative der Nr. 46) gezwungen wäre.

Tabelle 22.

Krankheiten, verursacht durch	angezeigte Fälle	entschädigte Fälle	in %
a) chemische Stoffe	1894	88	4,7
b) physikalische Einwirkungen	3298	867	26,3
c) gemischte Einwirkungen	5831	1593	27,3
d) Infektiöse Erreger, Parasiten	1468	371	25,3
e) nicht einheitliche Einwirkungen	3883	1018	26,3
f) Hauterkrankungen	6323	556	8,8
Sonstige	126	1 (nach § 551)	—
	22823	4494	19,7

1970 wurden von den gewerblichen Berufsgenossenschaften an Verletzte und Hinterbliebene Barleistungen bzw. Sachleistungen in Höhe von insgesamt 4,04 Milliarden DM erbracht. Auf die Berufskrankheiten entfallen davon 603 Millionen DM.

H. J. Florian

Der niedergelassene Arzt im betriebsärztlichen Dienst

Rechtsgrundlagen

Eine besondere Fürsorgepflicht des Arbeitgebers gegenüber dem Arbeitnehmer besteht aufgrund zahlreicher gesetzlicher Vorschriften (BGB, HGB, GewO), die weitergehende Einrichtung des betriebsärztlichen Dienstes bleibt hierin jedoch außer Betracht; sie erfolgte jeweils freiwillig.

Für den Arzt sind in diesem Rahmen – neben allen Vorschriften des Arztrechtes – als *Grundlagen* von Bedeutung.

Vereinbarungen zwischen der Bundesvereinigung der Deutschen Arbeitgeberverbände, dem Deutschen Gewerkschaftsbund und dem Verband Deutscher Werksärzte und Betriebsärzte e. V. (früher Werksärztliche Arbeitsgemeinschaft) vom 1. 3. 1953 mit den dazugehörigen *Richtlinien* und *Leitsätzen.*

Richtlinie zur betriebsärztlichen Betreuung der Arbeitnehmer und zur Einrichtung betriebsärztlicher Dienste in den Betrieben und Unternehmen aus dem BMin. für Arbeit und Sozialordnung vom 10. 6. 1966.

Darüber hinaus existieren Empfehlungen der Internationalen Arbeitsorganisation (ILO 112 v. 1957) und der Kommission der Europäischen Wirtschaftsgemeinschaft (EWG v. 20. 7. 1962).

Am 15. Dezember 1973 wurde das *Gesetz über Betriebsärzte, Sicherheitsingenieure und andere Fachkräfte für Arbeitssicherheit* erlassen (BGBl. I, S. 1885–1890). Es regelt den Beitrag, den der Betriebsarzt insbesondere zum Arbeitsschutz und zur Unfallverhütung zu leisten hat und verpflichtet den Arbeitgeber, hierfür Betriebsärzte zu bestellen. Das Gesetz tritt am 1. 12. 1974 in Kraft.

Rechtsstellung des Betriebsarztes

Derzeit kann nach Ziffer 4 der Richtlinie aus dem BArbMin. als Betriebsarzt tätig sein, wer den ärztlichen Beruf auszuüben berechtigt ist, und nach § 7 der Vereinbarung, wer in Deutschland als Arzt approbiert ist, nach dem Staatsexamen mindestens 3 Jahre ärztliche, davon 2 Jahre klinische Tätigkeit ausgeübt hat und seine Eignung sowie ausreichende arbeitsmedizinische Kenntnisse und Ausbildung zum Betriebsarzt nachweist. In seiner Tätigkeit ist der Betriebsarzt nach § 5 der Vereinbarungen ausschließlich seinem ärztlichen Gewissen verantwortlich. *Die Inanspruchnahme des Betriebsarztes durch den Berufstätigen hat freiwillig zu erfolgen, das Recht auf freie Arztwahl im Krankheitsfall muß gewahrt bleiben.*

Der Betriebsarzt unterliegt uneingeschränkt der *ärztlichen Schweigepflicht* – dies Gebot ist auch in den Vertragswerken von 1953 und 1966 ausdrücklich vermerkt.

Zweifel, die sich aus der arbeitsrechtlichen (nicht ärztlichen) Abhängigkeit als angestellter Arzt ableiten lassen könnten, sind gegenstandslos. Ebenso abwegig ist die Vorstellung, daß das Schweigegebot nur nach außen gelte, also dritten gegenüber, jedoch zum Arbeitgeber hin nur dann gegeben sei, wenn der Patient ausdrücklich die Weitergabe des Geheimnisses – z. B. ein Befund – untersage.

Die Bindung an die Schweigepflicht hindert den Betriebsarzt nicht bei seiner Tätigkeit, weil der Arbeitgeber oder auch Betriebsrat sich lediglich für Ergebnisse der betriebsärztlichen Feststellungen bei der Arbeit oder für die Arbeit interessieren dürfen, dagegen nicht für die Mitteilung ärztlicher Geheimnisse, die zu diesen Feststellungen geführt haben (Koch) (s. auch bei Einstellungsuntersuchung). Die Amtsverschwiegenheit einer Personalleitung und die Schweigepflicht des Arztes sind verschiedene Verschwiegenheitsstufen und nicht gegeneinander aufrechenbar.

Am Ort seiner arbeitsmedizinischen Tätigkeit ist der Betriebsarzt zum Führen der *Zusatzbezeichnung „Arbeitsmedizin"* berechtigt, wenn hierzu die in der BO festgelegten *Voraussetzungen* erfüllt sind:

3monatiger (3mal 1monatiger) theoretischer Kurs über Arbeitsmedizin (Akademie Berlin/München), 12 Monate klinische oder poliklinische Tätigkeit auf dem Gebiet der Inneren Medizin, 9 Monate praktische Tätigkeit bei einem Betriebsarzt/Gewerbearzt/Arbeitsmedizinisches Institut/Ärztlicher Dienst der Arbeitsverwaltung.

Die *betriebsärztliche Tätigkeit* kann *hauptberuflich* (als Arbeitnehmer) oder *nebenberuflich* durch einen hauptberuflich in freier Praxis tätigen Arzt (als Arbeitnehmer oder freier Mitarbeiter) ausgeübt werden.

Der *Anstellungsvertrag* des Betriebsarztes wird in der Regel individuell vereinbart und begründet sich bei nebenberuflicher Tätigkeit auf die zu leistende Teilzeit/Monat. Der Vertrag soll die von der Dtsch. Ges. f. Arbeitsmed. benannten „Berufsgarantien an die Betriebsärzte" berücksichtigen:

1. Direkte Unterstellung unter den Vorstand oder den Unternehmensleiter.
2. Einordnung des Betriebsarztes in die Gruppe der „Leitenden Angestellten".
3. Möglichkeit, sich mit allen Fragen, die sich aus seiner Tätigkeit ergeben, an die Unternehmensleitung zu wenden.
4. Keine generelle Unterstellung unter Gewerbeärzte oder sonstige ärztliche Stellen, soweit sie sich nicht aus Verpflichtungen in Zusammenhang mit der Übernahme von gesetzlich vorgeschriebenen Vorsorge- und Überwachungsuntersuchungen ergibt.
5. Selbständigkeit bei der Auswahl von ärztlichen Untersuchungsmethoden, der technischen Ausrüstung, des Personals und der organisatorischen Gestaltung des betriebsärztlichen Dienstes.

6. Freier Zugang zu allen betrieblichen Einrichtungen zur Wahrung arbeitshygienischer und arbeitsmedizinischer Aufgaben.
7. Keine vertrauensärztliche Funktion.
8. Wahrung des Grundsatzes, daß der Arzt nur seinem eigenen Gewissen verantwortlich ist.
9. Keine Direktiven, die sich auf die Ergebnisse der ärztlichen Tätigkeit beziehen.
10. Sicherung des Berufsgeheimnisses.
11. Das Recht und die Möglichkeit zur beruflichen Fortbildung, z. B. durch Teilnahme an Kongressen, Ausstattung mit ausreichender Fachliteratur.
12. Das Recht der wissenschaftlichen Betätigung.
13. Angemessene Bezüge, die der Bedeutung der Tätigkeit und der Würde des Betriebsarztes entsprechen.
14. Soziale und berufliche Absicherung (Altersversorgung, Kündigungsschutz usw.).
15. Anerkennung als niedergelassener Arzt.

Berufsbild, Aufgabenstellung

Die betriebsärztliche Praxis vollzieht sich im Wirkungsbereich der angewandten *Arbeitsmedizin* und folgt der Leitidee, den Menschen am Arbeitsplatz gesund zu erhalten und seine berufliche Leistungsfähigkeit zu sichern. Dabei stehen *präventivmedizinische Aufgaben* im Vordergrund.

Die *Tätigkeitsmerkmale des Betriebsarztberufes* differenzieren sich durch die unterschiedliche technologische Struktur der zu betreuenden Betriebe und passen sich dynamisch den durch Wandel der industriellen Entwicklung veränderten arbeitsmedizinischen Risiken an. Das betrifft nicht nur sichtbare Mechanik, sondern auch die invisiblen Spannungselemente eines Betriebslebens.

Es treffen den Betriebsarzt alle im Arztberuf verankerten Rechte und Pflichten mit Ausnahme der laufenden Behandlung (soweit sie nicht im Einvernehmen mit niedergelassenen Ärzten erfolgt). In der Berufsordnung für Ärzte ist bundeseinheitlich festgelegt: „Betriebsärzte haben sich als solche auf ihren Tätigkeitsbereich zu beschränken."

Der *Aufgabenbereich* ist sowohl in den Rechtsgrundlagen (s. o.) als auch in verschiedenen Verlautbarungen (St. Aussch. d. EWG 1970, Dtsch. Ges. f. Arbeitsmed. 1971) definiert.

Gesundheitliche Betreuung der Arbeitnehmer des Betriebes durch Einstellungs- und Nachuntersuchungen. Beratung in der betriebsärztlichen Sprechstunde sowie sonstige vorsorgende ärztliche Maßnahmen im Betrieb.
Ärztliche Untersuchungen aufgrund gesetzlicher Arbeitsschutzvorschriften, von Unfallverhütungs- sowie ähnlichen Vorschriften, sofern eine für diese Untersuchungen jeweils erforderliche Ermächtigung, Beauftragung o. ä. vorliegt.
Ärztliche Hilfe und Erstbehandlung bei Unfällen und akuten Erkrankungen. Nach-

behandlung im Einvernehmen mit dem behandelnden Arzt und gegebenenfalls mit dem zuständigen Versicherungsträger.

Betriebsbegehungen, auch zusammen mit der Betriebsleitung, dem Betriebsrat, mit Sicherheitsingenieuren, Sicherheitsbeauftragten nach § 719 RVO, Vertretern der Gewerbeaufsicht und der Unfallversicherungsträger, mit technischen Sachverständigen o. ä.

Schulung von Helfern in „Erste Hilfe" und von Sanitätspersonal in Zusammenarbeit mit den hierfür in Frage kommenden Institutionen sowie Mitwirkung bei der Organisation des Einsatzes dieser Personen im Betrieb.

Beratung bei Planung und Erstellung neuer Betriebsanlagen, bei Arbeitsstudien sowie bei Entwicklung und Einführung neuer Arbeitsmethoden, Arbeitsmittel und Arbeitsstoffe.

Beratung in Fragen der Gemeinschaftsverpflegung, Erholungsverschickung, Wohnraumplanung und in sonstigen Fragen, bei deren Lösung ärztlicher Rat von Bedeutung sein kann.

Mitwirkung in Fragen der Verhütung von Arbeitsunfällen und Berufskrankheiten, der Raum- und Arbeitsplatzgestaltung, des Arbeitsrhythmus, der Pausen- und Schichtzeitregelung, der Bekämpfung von Lärm und der Verunreinigung der Luft am Arbeitsplatz, der Beleuchtung, der Belüftung, des Raumklimas, der Benutzung unfallsicherer und körpergerechter Maschinen und Arbeitsgeräte, geeigneter Schutzkleidung und anderer persönlicher Schutzausrüstung (Augen- und Gehörschutz, Schutzhelm, Sicherheitsschuhe u. a.) sowie in sonstigen Angelegenheiten des gesundheitlichen Arbeitsschutzes.

Mitwirkung bei Arbeitsplatzwechsel aus gesundheitlichen Gründen, bei Wiedereingliederung in den Arbeitsprozeß nach Krankheit oder Unfall und bei Jugendarbeits-, Frauenarbeits- und Mutterschutz sowie bei Maßnahmen für alternde Arbeitnehmer.

Mitwirkung bei der Überwachung sanitärer sowie der allgemeinen Hygiene, der Gesunderhaltung und sozialen Zwecken dienenden Einrichtungen des Betriebes, insbesondere der Wasch-, Umkleide- und Aufenthaltsräume, der Sportanlagen, der Werksküche, der Werksfürsorge, Kindertagesstätten und Erholungsheime.

Zusammenarbeit mit behandelnden Ärzten, Gewerbeärzten, Amtsärzten, Ärzten der Arbeitsverwaltung sowie Ärzten der Sozialversicherungsträger und anderer Institutionen.
(Richtlinie d. BMArb. 1966)

Für den Betriebsarzt ist die Kenntnis der jeweiligen technisch-physisch-psychischen Bedingungen, unter denen menschliche Arbeit abgefordert wird, unerläßlich. Sein *arbeitsmedizinisches Interesse* konzentriert sich auf die damit verbundenen gesundheitlichen Auswirkungen, wie:

Reduktion des Trainingszustandes und Minderleistung des muskulostatischen Apparates bis zur Dysfunktion des cardiovasculären Systems und des Stoffwechselgleichgewichtes.

Zunahme der psychisch-nervalen Anforderungen durch Arbeiten mit hoher Aufmerksamkeitsleistung unter Zeitzwang (Überforderung), oder auch Arbeitsbedingungen im reiz- und anregungsarmen Umfeld (Unterforderung) mit den Phänomenen der Isolation und Monotonie.

Neubestimmung und Gestaltung des Mensch-Maschine-Umwelt-Systems im Sinne des human engineering.

Leistungsabstimmung bei besonderen Arbeitsformen, wie Akkord-, Fließband-, Nacht-, Schichtarbeit – und in Beziehung zur Arbeitszeitordnung.

Beurteilung von Arbeitserschwernissen durch Umweltfaktoren, wie Staub, Gase, Dämpfe, Klimaeinflüsse, Lärm, unzweckmäßige Beleuchtung, Vibration, Strahlung – und Einführung von Arbeitserleichterungen nach Maßgabe wissenschaftlicher Arbeitsgestaltung.
Verhütung, gegebenenfalls Behandlung von berufsbezogenen und anderen Erkrankungen und Arbeitsunfällen durch regelmäßige Gesundheitsüberwachung.

Werksgesundheitsdienst

Zur Erfüllung der Aufgaben benötigt der Betriebsarzt eine betriebsärztliche Abteilung (Betriebsärztliche Dienststelle), die räumlich, apparativ und personell der Größe, Art und Personalstruktur des Unternehmens angepaßt sein muß.
Raumbedarf (Basiswerte): Ärztliches Sprech- und Untersuchungszimmer mit Anmeldung – klinisch-chemisches Labor – Räume für EKG und Röntgendiagnostik – Sanitätsraum (Verbandszimmer) – Liege- und Bestrahlungsraum – Warteraum – Toilette – Raum für Kartei und Dokumentation.
Die *apparative und instrumentelle Ausstattung* hat die arbeits- und unfallmedizinischen Erfordernisse zu berücksichtigen und wird je nach der Art, Größe und Gefahrenklasse des Betriebes verschiedene Schwerpunkte haben.
Sanitätsfachkräfte zur Ausübung der Ersten Hilfe sollten auch in kleinere Unternehmen von staatlich geprüften (!) Krankenschwestern/Sanitätern gestellt sein. Der Verband Deutscher Werksärzte und Betriebsärzte e. V. führt Weiterbildungskurse zu Werksschwestern und Werksanitätern durch, in denen neben dem Sachgebiet „gewerbliche Schädigungen" auch Anleitungen zu arbeitsmedizinischen Einfachuntersuchungen (Prüfröhr-, Audio- und Optometrieteste u. a.) sowie die Grundzüge der Sozialberatung vermittelt werden.
Die *Funktion eines Betriebsarztes* spielt sich – unterschiedlich gewichtet – innerhalb folgender Bereiche ab (Matthies):

Belegschaft	Behandelnde Ärzte
Firmenleitung	Krankenhäuser
(Produktion, Technik, Verwaltung)	Krankenkasse
Betriebsrat	Sozialberatung
—	—
Staatlicher Gewerbearzt	Versorgungsamt
Berufsgenossenschaft	Versicherungsanstalten
	Arbeitsamt
Gesundheitsamt	Sozialamt

Zu den *klassischen Aufgaben* des Betriebsarztes zählen:
  Einstellungsuntersuchung
  arbeitsmedizinische Vorsorgeuntersuchung
  gesetzliche Überwachungsuntersuchung
  Betriebsbegehungen und werksärztliche Sprechstunde

Einstellungsuntersuchung

Die Zuweisung eines Arbeitsplatzes obliegt der Entscheidung des Arbeitgebers. Die Forderung an einen Arbeitsplatzbewerber, sich vor Einstellung ärztlich untersuchen zu lassen, ist eine legale Bedingung, von deren Erfüllung der Arbeitgeber den Abschluß eines Arbeitsvertrages abhängig machen kann. Es ist offenkundig, daß nicht alle Menschen auf die verschiedenartigen Bedingungen eines Arbeitsplatzes gleichartig reagieren. Insbesondere gibt es eine Reihe schicksalsmäßiger Krankheiten, Gebrechen oder Gesundheitsstörungen, die die Tätigkeit an bestimmten Arbeitsplätzen oder den Umgang mit bestimmten Arbeitsstoffen nicht zulassen, ohne daß der Betroffene der Gefahr einer Verschlimmerung des schon bestehenden Leidens ausgesetzt wird.

In der gewerblichen Wirtschaft ist die Einstellungsuntersuchung identisch mit der Feststellung der konkreten *Arbeitsplatztauglichkeit*, „den richtigen Mann an den richtigen Platz" zu vermitteln. Gefordert wird eine der Produktion *und* dem Menschen gerecht werdende, sozialärztliche Entscheidung, keinesfalls handelt es sich um eine Gesundenauslese.

Es ist im Gegenteil charakteristisch für die präventive Einstellung des Betriebsarztes, auch Vorgeschädigten einen „richtigen Platz" zu vermitteln, gegebenenfalls nach individueller Abänderung der Arbeitsaufgabe, also Anpassung des Arbeitsplatzes oder Festlegung von Arbeitserleichterungen. Der Arzt muß also Leistungsvermögen zu Leistungsanforderungen in Beziehung setzen können. Dabei geht er aus vom positiven Leistungsbild: Das heißt zu beurteilen, was ein Bewerber „noch zumutbar kann", anstatt (wie in ärztlichen Attesten die Regel) „nicht mehr kann" oder „darf". Hierzu sind arbeitsmedizinische Detailkenntnisse ebenso Voraussetzung wie die gründliche Information über die Betriebsstruktur, die Arbeitsverfahren und -bedingungen. Sie kann nur durch *regelmäßige Betriebsbegehungen* erworben und aufrechterhalten werden.

Das *Ergebnis der Einstellungsuntersuchung* wird ausschließlich als zusammengefaßtes Urteil von „tauglich" bis „untauglich" weitergegeben. Es unterliegt in dieser Form der Ergebnismitteilung, die eine ärztliche Diagnose nicht enthält, nicht der ärztlichen Schweigepflicht.

Arbeitsmedizinische Vorsorgeuntersuchungen nach den „Grundsätzen der Berufsgenossenschaften" (A. W. Gentner Verlag, Stuttgart 1, Postfach 688) werden gem. § 708 RVO Abs. 1 durchgeführt. In einer Loseblattsammlung sind die einzelnen Schadensstoffe (z. B. Staub, Cyan u. a.) und gefährdende Tätigkeiten (z. B. Lärm, Laser u. a.) mit den technischen, medizinischen und organisatorischen Daten zusammengestellt, um danach Eignungs-, Überwachungs- und nachgehende Untersuchungen vornehmen und dokumentieren zu können.

Gesetzliche Überwachungsuntersuchungen beim Umgang mit gefährlichen Arbeitsstoffen werden nach der „Verordnung über gefährliche Arbeitsstoffe" (Methanol – Benzol, Tetrachlorkohlenstoff, Tetra- und Pentachloraethan –

Strahlmittel – Thomasphosphat) – C. Heymanns Verlag KG, Köln, Best.-Nr. ZH 1-220 – sowie den Blei-, Druckluft-, Strahlenschutzverordnungen und dem Bundesseuchengesetz (1961) durchgeführt. Hierzu muß der Arzt von der für den medizinischen Arbeitsschutz zuständigen Landesbehörde *ermächtigt* sein. Die *betriebsärztliche Sprechstunde* ist mit Rücksicht auf den arbeitsmedizinischen Aufgabenkatalog erstrangig diagnostisch und präventivmedizinisch ausgerichtet. Die Behandlungstätigkeit ist gemäß Vereinbarungen (und BO) begrenzt auf: „Die Erstbehandlung in dringenden Fällen auf Wunsch des Werktätigen" – „wegen der Durchführung einer Nachbehandlung ist Einvernehmen mit dem Hausarzt herbeizuführen".

Trotz unterschiedlicher Aufgabenstellung ist für Hausarzt und Betriebsarzt eigentümlich, daß beide – oft dieselben – Patienten über viele Jahre in gleicher, hilfreicher Absicht betreuen. Naturgemäß läßt diese Koexistenz, auch bei strenger Beachtung der Kompetenzgrenzen, Überschneidungen zu, die auch einmal Anlaß zur Verstimmung im kollegialen Verhältnis sein kann. Aus vieljähriger ärztlicher Erfahrung hat C. W. Löwen (1967) ein probates „Rezept" benannt:

Vermeiden sollte der Betriebsarzt:

Berufstätige fortlaufend zu behandeln, in die noch laufende Behandlung des frei praktizierenden Arztes einzugreifen oder sie sogar in irgendeiner Form zu kontrollieren. Erhobene pathologische Befunde vom Krankheitswert dem Hausarzt nicht mitzuteilen. Auf die freie Arztwahl des Beschäftigten irgendeinen Einfluß zu nehmen oder ihn gar (als nebenberuflicher Betriebsarzt) in die eigene kassenärztliche Sprechstunde zu bestellen.

Es zu unterlassen, bei wichtigen Fragen Kontakt mit dem Hausarzt aufzunehmen (vorzeitige Pensionierung, Rehabilitationsmaßnahmen, Süchtigkeit, psychotisches Verhalten im Betrieb, Berufskrankheiten usw.).

Vermeiden sollte der frei praktizierende Arzt:

Die Existenz des Betriebsarztes zu ignorieren, den betriebsärztlichen Dienst a priori abzulehnen bzw. hinter ihm das Schreckgespenst des industriellen Behandlungsambulatoriums zu sehen. Dem Patienten zu verübeln, daß er den Betriebsarzt überhaupt aufsucht bzw. sich von ihm untersuchen läßt. Gewünschte Atteste über Änderung des Arbeitseinsatzes auszustellen, ohne den Betriebsarzt zu hören bzw. den Patienten an ihn zu verweisen. Eine Festlegung seiner Sprechstunde ohne Rücksicht auf die Arbeitszeiten benachbarter Werke, so daß Berufstätige nur unter Inanspruchnahme von Fehlstunden in die Sprechstunde kommen können.

Vermeiden sollten beide:

Dem Patienten in seiner verständlichen Subjektivität immer und wortwörtlich zu glauben, was der jeweils andere und wie er es gesagt haben soll.

Sachverzeichnis

Absonderung 92
Academies of General Practice 2
Adremafolie 35
Aktivkartei 35
Allgemeinarzt 1
  Aufgaben 8
  Begriff und Synonyma 1, 2, 3, 8
  Definition der WHO 3
  Geschichte 1
  Weiterbildung zum 2
  Zahl der 5
Allgemeinmedizin
  Begriff 4
  Definition der WHO 10
  Rolle der 4
Allmän praktiker 3
Altenpflege 79
Altersruhegeld 51
Amtsarzt 70 ff., 8
  Meldepflichten an 70, 71
  Zusammenarbeit mit 70
Anamnese
  biografische 6
  erlebte 6, 8
Angina tonsillaris 95
ansteckend Kranke 92
ansteckende Krankheiten / Statistik 98
Anzeigepflicht für Berufskrankheiten 116, 117
Arbeitslosenversicherung 41
Arbeitsmedizin 124
Arbeitsplatztauglichkeit 128
Arbeitsplatzumsetzung 57, 126
Arbeitssicherheitsgesetz 123
Arbeitsunfähigkeit 42 ff.
Aufbewahrungspflicht 37
Aufklärungspflicht
  bei Malignomen 87
  bei Behinderungen 58
Aufrechnungskarte 54
Aufsichtsbehörden
  für Berufsgenossenschaften 40
  für Krankenversicherung 39

Aufsichtsbehörden
  für Rententräger 41
Aufzeichnungspflicht 37

Basisversorgung 9
Behinderte 56 ff.
  Aufklärungspflicht 58
  Arbeitsgemeinschaft 58
  Häufigkeit 58
  Kostenträger 56
  Meldepflicht 58
  Zuwachsrate 58
Bemessungsgrenze 40
Beratungsdauer
  in der Allgemeinpraxis 18 ff.
Berentung 54
Berufliche Hilfe 57
Berufsberater 57
Berufsförderungsmaßnahmen 57
Berufsgenossenschaften 40
Berufskrankheiten 116 ff.
  Anzeigepflicht 119
  Definition 116
  Liste der 117
  Merkblätter 121
  Statistik 121
Berufsordnung der Ärzte 37
Berufsunfähigkeit 50
Beschlagnahme
  von Karteikarten 37
beschützende Werkstätten 57, 59
Bettlägerige Kranke 77
Betriebsarzt
  Berufsbild 123
  Vorsorgeuntersuchungen 128
  Überwachungsuntersuchungen 128, 129
Betriebsbegehungen 128
Brucellose 97
Bundesmantelvertrag 37
Bundessozialhilfegesetz (BSHG) 56

Caritative Hilfen 74
Check up (ärztlicher) 5
Colostomie-Patienten 90

Diagnosen-Häufigkeiten 11 ff.
  (in der Allgemeinpraxis)
  prima vista 21
  pro Patient 16
Diphtherie 94
Dokumentation
  Pflicht zur 37
  Schnellhilfen 28
  Stempelsätze 28

Einlaufgeräte 83
Einstellungsuntersuchung 128
Einweisung
  in stationäre Behandlung 64 ff.
Encephalitis 97
Erkrankungshäufigkeiten 12
Erkrankungsverdächtige 92
Erstberatung 7
Erwerbsminderung
  Begriff 53
  Grade der 54
Erwerbsunfähigkeit 51
Essen auf Rädern 79

Facharzt 60
  Zusammenarbeit mit
  Allgemeinarzt 60 ff.
  Verteilung auf Gemeinden 5
Facharztüberweisungen 9
Fälleverteilung 11 ff.
Fälleverteilungsgesetz 11
Faltkarten 33
Familienpflegestationen 79
Family Physician 3
Flachsichtkarteien 34
Funktionelle Störungen 6

Gastarbeiter 103 ff.
  Differentialdiagnosen 108
  Entwurzelungsdepression 111
  Krankenstand 106
  Sprachhelfer 113
  Tbc 110

Wurmbefall 108
Zahl der 103
Gastroenteritis 95
General Practitioners 2
Gillie-Report 10

Hängekartei 34
Hausarztkrankheiten 13
Hauskrankenpflege 77 ff.
  Aufgaben 80
  Fördervereine 79
  Gerät 81
  Hilfsmittel 81
  Möglichkeiten 77
  Sozialstationen 80
  Vordrucke 83
Heilbehandlung 40
Heilverfahren 52
Heimpflegerinnen 80
Hepatitis 23
Huisarts 3

Ideogramme 30
Impfungen 99 ff.
  Dokumentation 101
  Impfabstände 99
  Impfplan 100
  Impfpropaganda 99
  Impfschäden 99
  Impfstoffe 101
  Kontraindikationen 101
Infektionskrankheiten
  Häufigkeiten 98
  Kontaktpersonen 92
  Meldepflichten 71
  Wiederzulassung zum
  Schulbesuch 96
Invalidisierung 50

Kannleistungen
  der Kassen 83
Kartei
  Aufbewahrungspflicht 37
  Beschlagnahme 37
  Führung der 23
  Ordnungsprinzipien 33

Rechtsfragen 37
Systeme 34
Kassenärztliche Bundesvereinigung 39
Keuchhusten 94
Klarsichttaschen 36
Klysor 83
Kontaktpersonen 92
Krankengut 11 ff.
  absolute Zahlen 10
  nach Diagnosen 12
  nach Fächern 15
  unausgelesenes 7
  Verteilung 16
Krankenhauspflege 77
Krankenkassen 39
Krankenpflege 77
Krankenscheine, Zahl der 6
Krankenstand 43, 45
Krankheitsdauer 47
Krankmeldungen 42
  sozio-psychische Faktoren 44
Krankschreibung 42 ff.
  jahreszeitliche Abhängigkeit 43
  Umfang 47
  Werkspezifität 44
Krankentage 48
Krankenversicherung 38 ff.
  Aufgaben 40
  Entwicklung 38
  Pflichtigkeit 40
Kuren 53

Landesversicherungsanstalten (LVA) 40
Lebensmittelbetriebe
  Zulassung von Kontaktpersonen 93
Leichenschau 72, 91
  Ablehnung der 73
  Pflichten 72
Leichtarbeitsplatz 57
Leitkarten 33
Lyssa 97

Maladaption 16
Masern 95
Medico generale 3
Medicin generaliste 3

Meldepflichten 58, 71, 119
Meningitis 97
Milieukenntnis 6, 8
minor illness 13
Mitbehandlung 60
Moltex-Krankenunterlagen 81
Mumps 95
Mutterschaftshilfe 41

Niedergelassene Ärzte
  Verteilung 6
  Zahl 6

Omnipractitien 3
Orden für häusliche Krankenpflege 79
Organisationen, caritative 75
Ornithose 97

Paratyphus 97
Parotitis epidemica 95
Pfeiffersches Drüsenfieber 95
Pflegepersonal 79
Pflegevereine 79
Pflichtversicherte 40
Pictogramme 30
Pockenimpfung 101
  Meldepflicht 70
  Zeitpunkt 100
Poliomyelitis 97
Praktischer Arzt 1
Psychohygiene 13

Randkerbungen 34
Randmarkierungen 33
Rehabilitation 56 ff.
  Art der Hilfen 57
  Aufklärungspflicht 58
  Begriff 56
  Planung der 58
  Recht auf 56
  Träger der 56
Regelleistungen 41
Reichsversicherungsordnung (RVO) 38, 53
Reiter 35

Renten 54
  Antrag auf 55
Rentenbescheid 55
Rentenversicherung 40
Röteln 95
Ruhr 96

Sachleistungen der Kassen 83
Sanitätsfachkräfte 127
Scharlach 93
Schonarbeitsplatz 57
Schulbesuch
  nach Erkrankungen 92 ff.
  von Kontaktpersonen 96
Screening-Programm 6
Seelsorger, Zusammenarbeit mit 74
Selbstmordverdacht, Verhalten bei 73
Siebfunktion 7
Signalisierungshilfen 32
Social pathology 13
Societas Internat. Medicinae
  Generalis 2
Sozialer Abstieg 50
Soziale Hilfe 57
Sozialhilfegesetz (BSHG) 56
Sozialpflichtigkeit 41
Sozialstationen 80
Sozialversicherung
  Arten der 38
  Ausgaben 40
  Begriff 38
  Mitgliedschaft 40
Stammversicherte 39
Stationäre Einweisung 64 ff.
  Brief für 66
  Fehler bei 68
  Gründe 64
  Häufigkeit 65, 66
  psychologische Belastung bei 65
  Zeitverluste bei 66
Statistiken über Krankheits-
  häufigkeiten 12
Steilkartei 32
Stempelsätze 28

Sterbegeld 40
Störungen, funktionelle 6

TK-Schieber 34
Todesbescheinigung 73
Todesfall 73
  Beratung der Angehörigen 91
Todeszeichen 91

Übertragbare Erkrankungen
  Zahlen für 1971 98
Überweisungen 60 ff.
  Fehler bei 62
  Indikationen 60
  Verwaltungsbestimmungen 62
  Wahlrecht 60
  Zahl der 9
Umschulung 51
Unheilbare 86
  Betreuung 86
  medikamentöse Therapie 89
  psychologische Probleme 88
Unfall-Versicherungsgesetz 41, 116

Versicherungskarte 54
Versicherungsträger
  für Angestellte 55
  für Berufsunfälle 40
  für Knappschaftsangehörige 55
  für Renten 55
Verwahrungsgesetz 73
Volkskrankheiten 13

Wartezeiten (Versicherungen) 51
Werksarzt, Berufsbild 125
Werksgesundheitsdienst 127
Wiederbestellung 21
Wiederzulassung
  zur Schule oder Berufstätigkeit 96
Wohlfahrtsverbände 75

Zeitaufwand in der Allgemeinpraxis 18
Zeugnisverweigerungsrecht 73
Zungenreiter 35

Kardiologie · Hypertonie

Bandherausgeber: Professor Dr. med. Dieter Klaus,
Direktor der Medizinischen Universitäts-Poliklinik Marburg

Von F. Anschütz, U. Gaissmaier, W. Hahn, D. Klaus, H. Lydtin,
J. Schmidt, E. Zeh

Mit 38 Abbildungen, XXII, 250 Seiten, 1974. Geheftet DM 24,–; US $ 9.30
ISBN 3-540-06701-9

In diesem Band werden die in der Praxis des Allgemeinarztes auftretenden kardiovaskulären Erkrankungen nach den Kriterien der Häufigkeit und Gefährlichkeit behandelt. Die Systematik der Abschnitte gliedert sich in Symptomatologie – Anamnese – Diagnosefindung – Therapie und berücksichtigt ausschließlich in der Allgemeinpraxis anwendbare Methoden und Verfahren. Zur raschen Orientierung sind die Daten zur Diagnose und Therapie in übersichtlichen Tabellen dargestellt. Für den Allgemeinarzt sind dabei auch die Ausführungen über Langzeittherapie und notwendige Kontrollen von Bedeutung.

Inhaltsübersicht

Kardiologische Notfallsituationen
Kardiologische Untersuchungen in der Allgemeinpraxis
Das Elektrokardiogramm
Herzinsuffizienz
Die erworbenen Herzklappenfehler
Die wichtigsten angeborenen Herzklappenfehler
Die Erkrankungen des Endo-, Myo- und Perikards
Ischämische Myokarderkrankungen
Rhythmus- und -Erregungsleitungsstörungen des Herzens
Die funktionellen kardiovaskulären Syndrome
Chronisch-arterielle Hypertonie
Pulmonale Hypertonie
Risikofaktoren, Vorsorge und Früherkennung
kardiovaskulärer Erkrankungen
Sachverzeichnis

Springer-Verlag Berlin · Heidelberg · New York

Therapie innerer Krankheiten

Herausgeber: E. Buchborn, H. Jahrmärker, H. J. Karl, G. A. Martini, W. Müller, G. Riecker, H. Schwiegk, W. Siegenthaler, W. Stich

2. korrigierte Aufl., 32 Abb., XXIX, 650 Seiten, 1974. Geb. 48,—; US $ 18.50
ISBN 3-540-06574-1

96 Einzelbeiträge stellen die rationale Therapie innerer Krankheiten kritisch abgewogen dar. Jeder Beitrag enthält einen allgemeinen Therapieplan, Abgrenzung von Indikation und Kontraindikation, Angaben über Sofortmaßnahmen und Dauertherapie, Hinweise auf mögliche Komplikationen und Nebenwirkungen sowie eine kurze Liste mit weiterführendem Schrifttum. Pharmaka und therapeutische Methoden mit breiter Indikation werden in eigenen Kapiteln ausführlich dargestellt. Herausgeber und Autoren haben besonderen Wert darauf gelegt, aus der Fülle angebotener Arzneimittel eine Auswahl zu treffen, die dem gegenwärtigen Stand gesicherter wissenschaftlicher Erkenntnis entspricht. Die verbindlichen Therapieempfehlungen fußen auf gesicherten Behandlungserfolgen und berücksichtigen die Spätprognose ebenso wie die Behandlungsrisiken. Das ausführliche Sach- und Pharmakaregister ermöglicht rasche Information.

Diagnose und Therapie in der Praxis

Übersetzt nach der amerik. Ausgabe von M. A. Krupp, M. J. Chatton, et al.
3. erweiterte Aufl., bearbeitet, ergänzt u. herausgegeben von
K. Huhnstock, W. Kutscha unter Mitarbeit von H. Dehmel

25 Abbildungen, etwa 1280 Seiten, 1974. Gebunden DM 78,—; US $ 30.10
ISBN 3-540-06571-7

Die Darstellung von Diagnostik und Therapie nach neuestem internationalem Stand für den niedergelassenen Arzt, die Klinik und Studenten der klinischen Semester umfaßt nahezu alle Gebiete der Medizin; sie enthält übersichtliche Präparate- und Dosierungstabellen. Als wichtige Ergänzung für den Praxisgebrauch bringt die 3. Auflage stichwortartige Therapieschemata, die am Schluß eines jeden Kapitels dem Arzt rasche Orientierung auf einen Blick ermöglichen.

Preisänderungen vorbehalten

Springer-Verlag Berlin · Heidelberg · New York

MIX
Papier aus verantwortungsvollen Quellen
Paper from responsible sources
FSC® C105338

If you have any concerns about our products,
you can contact us on
ProductSafety@springernature.com

In case Publisher is established outside the EU,
the EU authorized representative is:
**Springer Nature Customer Service Center GmbH
Europaplatz 3, 69115 Heidelberg, Germany**

Printed by Libri Plureos GmbH
in Hamburg, Germany